BARBARA BECKER
B.FIT
IN 30 TAGEN

**DAS MIAMI-
BAUCH-BEINE-PO-
TRAINING**

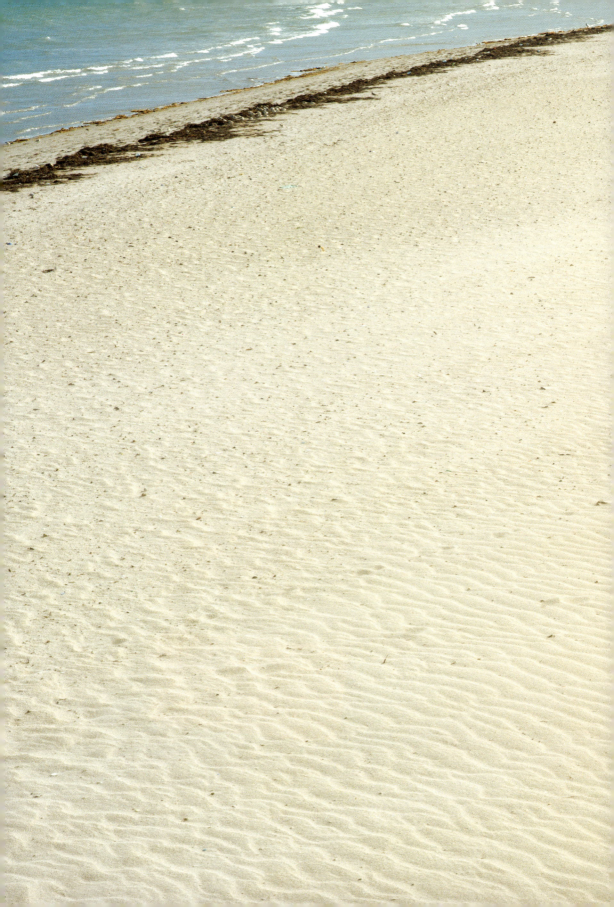

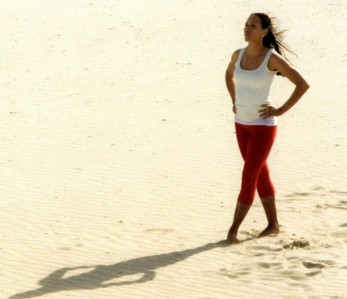

BARBARA BECKER

B.FIT
IN 30 TAGEN

**DAS MIAMI
BAUCH-BEINE-PO-
TRAINING**

riva

Bibliografische Information der Deutschen Nationalbibliothek
Die Deutsche Nationalbibliothek verzeichnet diese Publikation in der Deutschen Nationalbibliografie; detaillierte bibliografische Daten sind im Internet über http://d-nb.de abrufbar.

Wichtiger Hinweis
Sämtliche Inhalte dieses Buches wurden – auf der Basis von Quellen, welche die Autorinnen und der Verlag für vertrauenswürdig erachten – nach bestem Wissen und Gewissen recherchiert und sorgfältig geprüft. Trotzdem stellt dieses Buch keinen Ersatz für eine individuelle Fitnessberatung und medizinische Beratung dar. Wenn Sie medizinischen Rat einholen wollen, konsultieren Sie bitte einen qualifizierten Arzt. Der Verlag und die Autorinnen haften in keinem Fall für nachteilige Auswirkungen, die in einem direkten oder indirekten Zusammenhang mit den Informationen stehen, die in diesem Buch enthalten sind.

Für Fragen und Anregungen:
barbarabecker@rivaverlag.de

Originalausgabe
1. Auflage 2012
© 2012 by riva Verlag, einem Imprint der Münchner Verlagsgruppe GmbH
Nymphenburger Straße 86
D-80636 München
Tel.: 089 651285-0
Fax: 089 652096

Alle Rechte, insbesondere das Recht der Vervielfältigung und Verbreitung sowie der Übersetzung, vorbehalten. Kein Teil des Werkes darf in irgendeiner Form (durch Fotokopie, Mikrofilm oder ein anderes Verfahren) ohne schriftliche Genehmigung des Verlages reproduziert oder unter Verwendung elektronischer Systeme gespeichert, verarbeitet, vervielfältigt oder verbreitet werden.

Text: Tanja Krodel, Anja Riesenberg, Ulrike Meiser
Redaktion: Birgit Dauenhauer, Isabella Kortz
Umschlagabbildung: Peter Lüders/Fit for Fun
Gesamtproduktion: Christoph Dirkes · mediathletic bild + design · www.mediathletic.com
Bildbearbeitung und Retusche: Yorck Schultz · mediathletic bild + design · www.mediathletic.com
Druck: GRASPO CZ, Zlín
Printed in the EU

ISBN 978-3-86883-209-9

Weitere Informationen zum Thema finden Sie unter
www.rivaverlag.de
Gerne übersenden wir Ihnen unser aktuelles Verlagsprogramm.

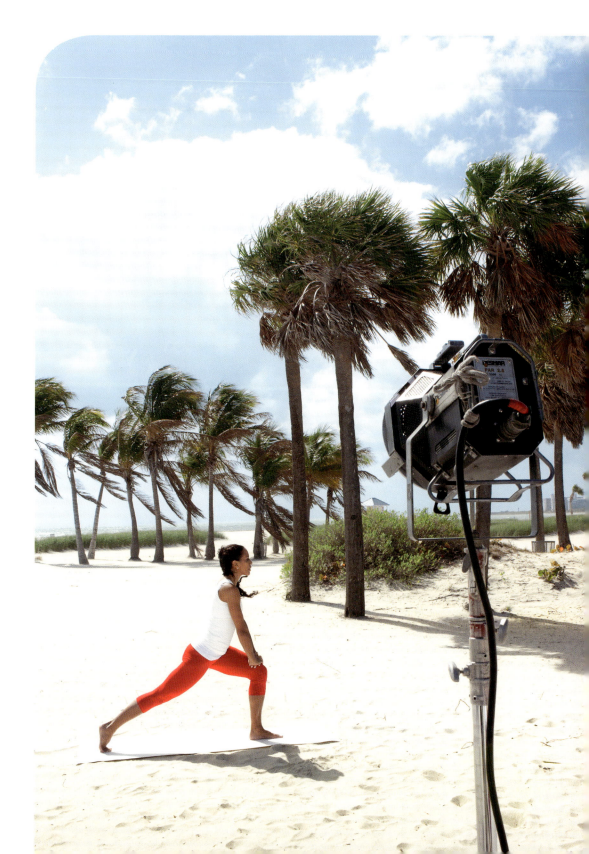

Inhalt

Das ist ein Teil von mir
Einführung von Barbara Becker — 9

Das Programm
Was ist »B.FIT in 30 Tagen«? — 27
Das Training — 29
Die Ernährung — 29

Bewegung
Richtig trainieren — 31
Warum Kraft und Ausdauer trainieren? — 31
Die Vorteile der B.FIT-Kräftigungsübungen — 34
Warum Ausdauertraining so wichtig ist — 36
Ein Ruhetag pro Woche — 40

Erholung
In der Ruhe liegt die Kraft — 43
Schlafen macht stark — 43
Aktiv entspannen — 43

Das Warm-up
Richtig aufwärmen — 49
Warm-up 1 — 50
Warm-up 2 mit Ball — 56
Warm-up 3 mit Band — 60

Die Übungen
Fünf Workouts zur Kräftigung — 65
Step one: Beine und Po — 66
Step two: Bauch, Taille und Oberschenkelinnenseiten — 78
Step three: Po und Bauch — 96
Step four: Arme und Beine mit Band — 108
Step five: Bauch und Po mit Ball — 120

Inhalt

Die Ernährung

Richtig essen und trinken	131
Die Auswahl der richtigen Nahrungsmittel macht's	131
Optimal Energie verbrennen	132
Was bewirken 30 Tage Ernährungsumstellung?	136
Das sollten Sie vorrätig haben	138
So geht es nach dem 30-Tage-Programm weiter	139

Die Rezepte

Alle Gerichte zum Nachkochen	141
Frühstück	142
Salate	150
Suppen	160
Gemüse	166
Fisch	170
Fleisch	180

Die Wochenpläne

B.FIT in 30 Tagen im Überblick	187
Woche 1: Startklar	188
Woche 2: Dranbleiben	190
Woche 3: Durchhalten	192
Woche 4: Finale	194

Sie haben es geschafft!

Nachwort von Barbara Becker	197

Die Autorinnen	198
Bildnachweis	200

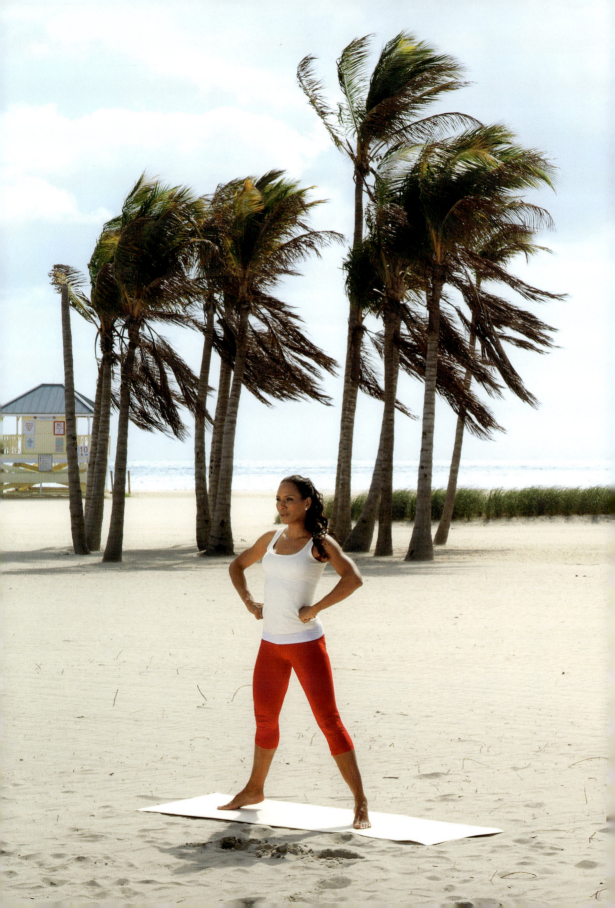

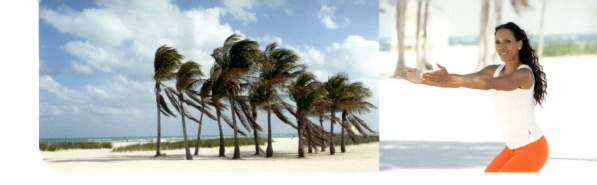

Das ist ein Teil von mir

Einführung von Barbara Becker

Fitness spielt schon seit vielen Jahren eine sehr bedeutende Rolle für mich. Angefangen hat es mit Pilates, weil ich Rückenprobleme hatte und etwas suchte, das mich auch ohne Medizin davon befreite. Und siehe da: Mein Rücken wurde auf wunderbare Weise gestärkt, sodass ich irgendwann keine Schmerzen mehr hatte. Dass ich inzwischen meine guten Erfahrungen mit Pilates über mein Buch und meine DVDs an so viele Menschen weitergeben konnte, freut mich sehr.

Dann kam Yoga dazu: meine Wunderwaffe für mentale Stärke und Konzentration. Beides ergänzt sich perfekt, wie ich finde. Und dazu: Yoga ist auch für Kinder oder gemeinsam mit Kindern eine gute und empfehlenswerte Sache.

Wenn man so gern in Bewegung ist wie ich, hält man natürlich immer nach anderen Trainingsmöglichkeiten Ausschau und will sich auch weiterentwickeln. Ergebnis meiner Neugierde ist B.FIT, ein Trainingssystem, das ich in Zusammenarbeit mit meiner langjährigen Trainerin Tanja Krodel und meiner Ernährungsberaterin Anja Riesenberg entwickelt habe. Es ist ein ganzheitliches Programm, das viele Einflüsse aus anderen Trainingsformen mit unseren gemeinsamen Erkenntnissen vereint und auf den Punkt bringt. Ergänzt durch ein erprobtes Ernährungskonzept und viele mentale Stärkungen für Sie. Ich werde Sie also in den nächsten 30 Tagen zum Sport begleiten: in den Park, in den Garten, ins Fitnessstudio oder in Ihr Wohnzimmer – wo immer Sie zu finden sind, wenn Sie mit B.FIT trainieren.

Alles in Balance

»Koordination, Balance und eine gute Haltung, das sind die Säulen von B.FIT. Auch die Tiefenmuskulatur soll gestärkt werden. Eine Technik, die auch bei Pilates eine große Rolle spielt. Dieser ganzheitliche Ansatz überzeugt mich.«

B.FIT in 30 Tagen

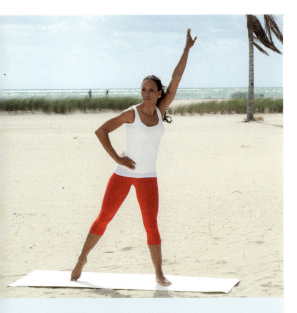

Meine brandneue Energiestrategie

»Langeweile wirkt lähmend auf mich, in jeder Beziehung. Ich muss mir immer wieder was Neues ausdenken. Einmal, weil ich mich fortentwickeln möchte, und zum Zweiten, weil ich es nur so schaffe, den Spaß an der Sache in mir wachzuhalten. B.FIT ist ideal für mich und das Ergebnis einer wunderbaren Zusammenarbeit mit meinen Coaches. Ich glaube, es ist auch genau das Richtige für Sie. Sind Sie einmal in der B.FIT-Positiv-Spirale, bleiben Sie automatisch dran, und Fitness wird für Sie so federleicht wie für mich.«

Wir haben dieses Buch aber nicht geschrieben, weil wir finden, dass Sie nicht perfekt genug sind und endlich etwas mehr für Ihre Fitness tun müssten. Wir haben die Übungsreihe entwickelt, weil wir Ihnen einfach zeigen wollen, was uns Spaß macht, was uns gut trainiert und zu körperlicher und geistiger Stärke verhilft. Dieser positive Ansatz war uns sehr wichtig, denn ich habe festgestellt: Von Jahr zu Jahr gefalle ich mir immer mehr.

Als ich noch jünger war, hat mir an mir ehrlich gesagt fast gar nichts gepasst. Das ist eine typische Frauenkrankheit. Viele Frauen gehen mit sich selbst zu hart ins Gericht und sind gar nicht nett zu sich. Ich finde es aber sehr wichtig, gut zu sich zu sein. Wenn man es selbst nicht ist, wer soll es dann sein? Gerade, was den funktionierenden, gesunden Körper angeht, ist das sehr wichtig. Nichts ist selbstverständlich da und so, wie es ist. Darum ist Achtsamkeit das oberste Gebot. Ich habe natürlich mit dem Älterwerden – nicht unbedingt mit dem Weiserwerden, aber mit zunehmender Lebenserfahrung – begriffen, dass man sich selbst immer wieder umarmen muss. Nach dem Motto: Wenn man etwas an sich nicht mag, muss man es ändern oder es einfach akzeptieren und sich trotzdem schätzen lernen. So ist es die Pflicht einer jeden von uns, aufzuhören, an sich herumzunörgeln und sich schlechtzureden. Daher äußere ich beim Betrachten meiner Figur im Spiegel oder im Gespräch mit Freundinnen nicht mehr: »Meine Schenkel sind zu dick«, »Mein Hintern ist zu flach«, oder etwas in der Art.

Ich habe aufgehört, mich selbst und alle anderen darauf aufmerksam zu machen, was an mir nicht optimal sein könnte. Dazu habe ich auch kein Bedürfnis mehr. Mich selbst herunterzuziehen, ist ein Tabu für mich. Ein kleines Beispiel: Ich saß neulich hinten im Taxi und der Fahrer rückte gleich ein bisschen nach vorn und meinte: »Geht es so mit den Füßen?« Darauf hätte ich früher geantwortet: »Ich hab' ganz kurze Beine.« Heute weiß ich: Das stimmt zum einen gar nicht, zum anderen ist der Spruch nicht richtig lustig und eine Beleidigung für meine Beine.

Einführung

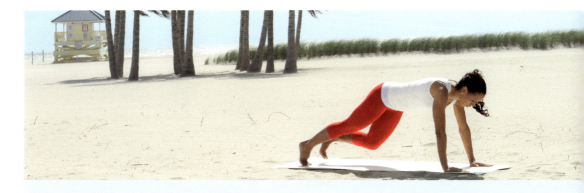

Im Körper zu Hause sein

»Ein gutes Körpergefühl ist für mich der Schlüssel zum Wohlfühlen und auch für die Gewichtsreduktion. Wann es erreicht ist, ist individuell verschieden. Es hat nichts mit einem Standardidealgewicht zu tun. Ich kann Ihnen aber versprechen, dass Sie mit B.FIT Ihr Körpergefühl verbessern und damit intensivieren werden, egal, wie viel Sie auf die Waage bringen. Und das hat garantiert Auswirkungen auf Ihre Art, sich zu ernähren.

Schlechtes Zeug wird Sie plötzlich gar nicht mehr reizen. Sie werden nämlich spüren, dass nur das Beste gut für Sie ist – und damit werden sich auch Ihre Gewichtsprobleme lösen. Und wenn Sie glauben: ›Das kann ich mir nicht leisten‹, so sollten Sie wissen, dass weniger und wertvoll nie teurer ist als viel und nur leere Kalorien. Das ist ein weit verbreiteter Irrglaube. Im Gegenteil: Sie können es sich nicht leisten, schlecht mit sich umzugehen.«

Ich finde, ich habe es mittlerweile erfolgreich geschafft, immer freundlicher und besser mit mir umzugehen. Das hat natürlich auch damit zu tun, dass ich mir wichtig bin und mich gern verwöhne und pflege. So wie ein teures Paar High Heels oder mein supertolles Sofa. Mit dem Körper ist es wie mit einem wertvollen Stück, das man besitzt: Schenkt man ihm Aufmerksamkeit und Achtsamkeit, steigt es im Wert. Das ist auch das Geheimnis, warum ich inzwischen ein besseres, entspanntes Verhältnis zu mir und zu meinem Body habe. Das sehe ich als einen großen Gewinn an.

Aber nicht nur das Um-mich-selbst-Kümmern ist mir wichtig – ich brauche auch Menschen um mich herum, um mich wohlzufühlen und aktiv zu sein. Ich mag es, mich anderen zuzuwenden. Man sagt mir beispielsweise nach, ich sei eine sehr gute Freundin. Ich bin ein bisschen so wie eine Krankenschwester. Ich kann zuhören und bringe immer gute Laune mit, egal, wo ich gerade bin. Ich war deshalb auch noch nie

Meine beste Freundin

»Sie kennen Sie schon aus meinem ersten Buch *Mein Pilates-Programm*. Sie sollten zu sich selbst mindestens so gut sein wie zu Ihrer liebsten Freundin.
Übrigens – Sie erahnen es schon:
Meine beste Freundin heißt Barbara.«

auf einem schlechten Fest. Stehe ich vor der Tür der Gastgeber, sage ich mir immer: »Es ist deine Zeit, die du jetzt hergibst. Diese wertvollen Stunden willst du nicht verschleudern.« Und meine Zeit ist mir kostbar, weil sie ein knappes Gut ist. Mir käme es somit wie eine Verschwendung vor, wenn ich negativ an mein Leben heranginge und dächte: »Ach, guck mal, was für langweilige Leute.« Oder: »Was für ein schreckliches Büfett.« Lästern ist nicht mein Ding. Ich versuche, mich einfach auf die guten Aspekte oder interessanten Ereignisse zu konzentrieren. Ich will immer mit den anregendsten Leuten im Gespräch sein. Die mache ich auch sofort aus. Und wenn mein Sitznachbar nicht so amüsant ist, dann spreche ich halt mit dem Kellner oder der Toilettenfrau. Das ist mir egal. Ich führe die wunderbarsten Unterhaltungen mit allen möglichen Menschen. Ich habe keine Ressentiments, und ich finde sie alle auf ihre Weise interessant. Ich war wirklich noch auf keinem schlechten Fest – und ich hatte auch noch nie schlechten Sex. Dieselben Kriterien der positiven Erwartung lege ich auch an meine Fitness an. Meine Haltung zum Leben allgemein ist genau dieselbe wie die zu meiner Fitnessstrategie. Und darauf lege ich auch in diesem Buch Wert. Weil ich möchte, dass B.FIT auch Ihnen viel bringt. Denn schließlich soll es Sie und mich jung und dynamisch halten.

Die Hirnforschung hat erkannt: Das einzige Mittel, länger jung zu bleiben und gleichermaßen seinen Kopf zu aktivieren, liegt darin, alle Dinge engagiert und mit Herzblut zu erledigen. Engagement ist auch mein Zauberwort. Nur auf diese Weise wird mein Gehirn wirklich vitalisiert und trainiert – besser als mit jedem Gedächtnistraining. Mir ist es darum sehr wichtig, etwas zu tun, mit dem ich wirklich eins bin, wovon ich einhundertprozentig überzeugt sein kann, dass es mir etwas gibt. Leidenschaft ist eben mein Ding. Für mich ist immer von Bedeutung – und da sind wir vielleicht auch schon bei einem Durchhaltetipp –, mir darüber ganz klar zu werden, was ich gerade mache. Ich will nichts nur so abarbeiten. Auch mein Training nicht. Ich möchte die 15, 20 oder 45 Minuten, die ich dafür täglich aufwende, bewusst erleben.

Auch hier denke ich mir: Es ist meine Zeit, die ich hier gebe. Verplempere ich sie, dann ist das meine eigene Schuld. Ich ziehe mich immer selbst zur Verantwortung und sage mir: »Ich MUSS jetzt nicht trainieren, sondern ich KANN und DARF es tun.« Sind mir in diesem Moment ein oder zwei Stunden zu viel, mache ich nur 20 Minuten Training. Aber in diesen 20 Minuten bin ich ganz bei der Sache und genieße sie, dann komme ich automatisch in den Flow. Das hilft mir garantiert beim Durchhalten. Die Frage nach dem

Prioritäten setzen
»Wichtiges von Unwichtigem unterscheiden, ist leicht gesagt, aber schwer getan. Ihre Fitness verlangt Ihre ganze Konzentration. Lenken Sie Ihre Aufmerksamkeit immer auf die richtigen Dinge. Nur so kommt die Begeisterung auf, die Sie auf Dauer brauchen, um dranzubleiben.«

Materielles zu besitzen, ist schön, aber ...
»Das ist ›not the real thing‹, wie man in Miami so schön sagt. Alles, was man für Geld kaufen kann, macht höchstens für einen Moment froh. Ganz bei sich zu sein, sich selbst die beste Freundin zu sein, das ist es.«

inneren Schweinehund und wie man ihn im Zaum hält, stellt sich für mich schon gar nicht mehr. Ich bin immer voll und ganz bei der Sache – da gibt es keine Kompromisse für mich.

»Kann ich nicht«, »Dazu bin ich zu alt« oder »Die macht das besser als ich« sind Negativsätze, die beim Training nichts zu suchen haben. Irgendetwas geht immer, und wenn es nur zehn Minuten Joggen oder ein Kurzworkout ist, und dieses Etwas ist bei jedem anders. Sich mit anderen Menschen zu vergleichen, ist bei mir also auch verboten. Mir scheint es wichtig zu sein, sich freizusprechen von dem, was andere Leute über einen denken könnten. Zum einen wissen wir sowieso nicht genau, was sie von uns halten und quälen uns nur mit Vermutungen. Zum anderen sollte es uns auch gleichgültig sein, wenn wir nur unser Ding machen können. Daran arbeite ich kontinuierlich, und mein B.FIT-Training hilft mir dabei. Jeden Tag. Ich bin immer aufgeschlossen für Neues, wähle aber sorgfältig das für mich Passende aus und komme somit nie an ein Ende. Dessen bin ich mir bewusst. Das ist auch gut so. Denn der Weg dorthin ist für mich entscheidend.

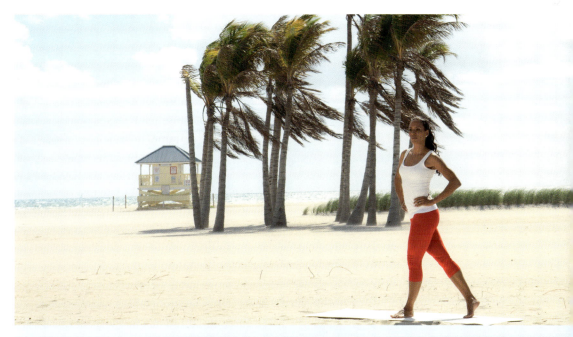

Durchhalten durch Erfolge

»Erfolge haben so etwas wie ein Suchtpotenzial, und das nutze ich. Ich liebe das Gefühl danach, wenn mir etwas gelungen ist. Und ich will gleich mehr davon.
Ich weiß aber auch, dass Erfolg nie leicht zu kriegen ist. Kompetenz, Verlässlichkeit und Disziplin gehören für mich dazu.

Und diese Eigenschaften fallen einem nicht einfach in den Schoß. Sie sind manchmal hart zu erkämpfen. Für mich ist es schön, mich anzustrengen. Ich weiß ja, welche Belohnung auf mich wartet.«

Frust stellt sich natürlich immer mal wieder ein, auch bei mir. Wenn ich merke, dass Enttäuschung oder Verbissenheit in mir hochkommt, dann lache ich los. Lachen tut gut, schafft ein bisschen Distanz zu mir selbst und macht mich locker. Und Lachen steckt an. Meine eigene Laune wird zudem gleich besser. Gerade meine Kinder bringen mich zum Lachen. Und wenn die es schaffen, mich zu einem herzhaften Lachen zu reizen, wird's schon richtig anstrengend. Ich bin danach fertig, habe regelrecht Bauchschmerzen. Ich lache überaus gern, obwohl ich ein eher kontrollierter Mensch bin. Auch was das Essen angeht.

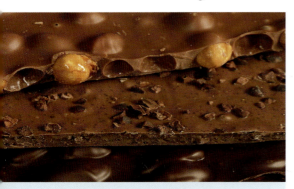

Schokolade riechen

»Neben Käse, den ich in allen Varianten liebe, ist meine zweite Lieblingssünde die Schokolade. Natürlich, Schokolade macht glücklich, weil sie Substanzen enthält, die das Gehirn beeinflussen. Das ist zum Beispiel ein Hormon, das auch bei Verliebten in erhöhter Konzentration im Gehirn gefunden wurde; zudem gibt es darin Stoffe, die auch im Haschisch vorkommen. Je dunkler sie ist, desto höher ist der Kakaoanteil und damit ist die positive Wirkung garantiert. Mir reicht es manchmal schon, nur an der Schokolade zu riechen, um mein Gehirn ein bisschen zu betrügen. Meine Art der Aromatherapie.«

Aber eines finde ich nur gerecht: Ich strenge mich an, und dann darf ich mich auch regelmäßig verwöhnen. Mal richtig zu schlemmen, das ist bei mir erlaubt. Welche ist Ihre Lieblingssünde? Ich sterbe für ein Stück leckeren Käse. Früher hatte ich immer Heißhunger auf Schokolade, jetzt denke ich zuerst an Käse. Ich habe darüber schon mit etlichen Leuten gesprochen. Viele bestätigen, dass sich auch bei ihnen im Laufe der Jahre das Verlangen von Süß auf Herzhaft verlagert hat. Aber noch immer ist beides für mich verlockend. Und ich esse nichts mit schlechtem Gewissen. Ich genieße ausschließlich bewusst und langsam. Zum Beispiel esse ich unter keinen Umständen aus der Tüte, sondern nehme mir immer etwas raus und lege die Packung anschließend weg. Das ist dann meine Ration. Und das ist auch mein Tipp für Sie, der Ihnen bestimmt helfen wird, wenn Sie maßhalten wollen. Genauso schneide ich mir stets ein bestimmtes Stück Käse ab. Ich verzehre es bewusst und zelebriere das. Es kommt nie vor, dass ich vor dem Kühlschrank stehe, die Tür wieder und wieder aufmache und noch etwas raushole. Aber das, was ich mir gönne, gönne ich mir gern. Der Versuchung mal zu erliegen, muss ja nichts Schlechtes sein. Es sollte aber nicht jeden Tag passieren, damit das Besondere auch besonders bleibt.

Da ich ja in Miami lebe, darf ich fast jeden Tag schönes Wetter und Sonnenschein genießen. Ich verliebe mich stets aufs Neue in den blauen Himmel. Ich könnte auch jeden Tag ein Stück Käse essen, mit großer Freude. Ich mache es aber nicht. Denn ich habe keine Lust, jeden Tag zu rennen, um die Schlemmerei wieder auszugleichen. Das ist einfach eine Entscheidung, die jede für sich treffen muss. Ich für meinen Teil möchte auf eine klare Art und Weise mit den Dingen umgehen. Ich stelle mir nicht die Frage:

Einführung

»Was kostet mich der Schlemmerausflug an Extratraining?«, sondern ich frage mich: »Ist mir das meine Lieblingsspeise wert?« Es ist ein einfacher Deal mit mir selbst.

Vielleicht interessiert es Sie, wie ein ganz normaler Tag bei mir zu Hause aussieht? Ich erzähle Ihnen gern, wie ich meinen Sport, meine Fitnessübungen und mein Mentaltraining in den Tag einbaue. Ich wohne in einem Haus, dessen Schlafzimmer nach Osten ausgerichtet sind. Die Sonne geht auf und scheint schon früh in mein Fenster. Das mag ich sehr, denn ich bin eine Frühaufsteherin. Ich muss auch zeitig aufstehen, weil meine Kinder zur Schule müssen. Zudem hat sich Elias, mein jüngerer Sohn, gerade dazu entschlossen, Geige zu spielen, und sein Musikunterricht fängt schon eine halbe Stunde vor dem eigentlichen Schulbeginn an. Ich wache also morgens um Viertel vor sechs Uhr auf, und wenn ich Lust dazu habe, meditiere ich noch eine Viertelstunde im Bett. Das ist aber kein Zwang. Ich weiß nur, dass es mir danach besonders gut geht und ich besser in den Tag starten kann. Das ist in der Regel Anreiz genug für mich. Ich werde ohne Wecker wach, weil ich für ausreichend Schlaf sorge, aber ich stelle ihn mir trotzdem immer. Das brauche ich zur Sicherheit, damit ich nicht unruhig bin und befürchte zu verschlafen. Für meine innere Gelassenheit ist somit schon mal gesorgt.

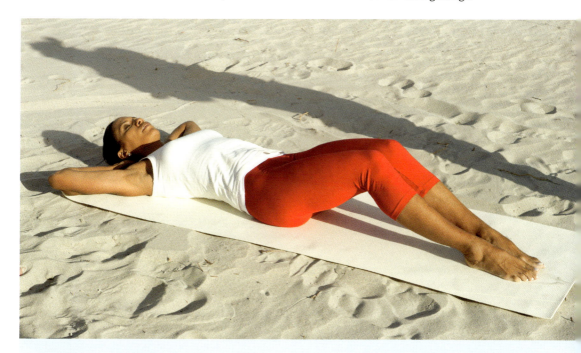

Mußestunden mit Meditation
»Die klau' ich mir regelmäßig zum Auftanken, egal, wie eng es wird. Sobald ich merke, dass ein enormer Druck auf mir lastet, ist das das Startsignal zum Langsamerwerden. Das ist meine Art von Stressmanagement.«

B.FIT in 30 Tagen

Ich stehe auch deswegen gerne so früh auf, weil ich dann noch die Ruhe in der Natur draußen genießen kann. Entweder gehe ich gleich nach dem Aufstehen zum Meditieren in meinen Garten, oder ich habe das – wie erwähnt – zuvor schon in meinem Bett getan. Blühen die Gardenien oder sind die Mangos reif, muss ich früh draußen sein, damit mir die Vögel nicht zuvorkommen und schon alle reifen Früchte angefressen haben. Den Duft meiner Gardenien inhaliere ich auf meinem Rundgang regelrecht. Er ist so betörend für mich. Dass ich solche Momente erleben darf, dafür bin ich jeden Morgen dankbar. Übrigens ist es sehr kompliziert, Gardenien zum Blühen zu bringen, und darauf muss ich viel Sorgfalt verwenden. Sie brauchen sehr mineralischen Boden und außerdem viel Pflege. Weil ich sie so liebe, versuche ich, sie immer wieder in Hochform zu bringen, mal mit mehr oder weniger überzeugendem Ergebnis. Am Muttertag beispielsweise hatte ich Gardenienblüten im Haar. Ich finde, dass das sehr schön aussieht und ganz natürlich wirkt. Make-up wird überflüssig. Das ist ein Vorteil, den ich gern nutze. Und ich finde, ich sehe dann aus wie Billie Holiday. Das gefällt mir.

Ich nehme die Gardenien auch oft mit zum Frühstückstisch. Für mich ist das die tollste Dekoration, die es gibt. Auch die frisch geernteten Mangos kommen in den Korb. Ich schneide sie später in Scheiben und ergänze so meinen Porridge mit wichtigen Vitaminen. Die Früchte werden dann auch in den grünen Saft gemixt, den Sie noch auf Seite 142 kennenlernen werden. Diesen Saft trinken meine Kinder und ich täglich. Und wenn noch Früchte übrig bleiben, friere ich sie ein. Das klappt prima.

So sieht der Anfang meines Tages aus. Nach dem Aufenthalt im Garten kehre ich ins Haus zurück, gehe in die Küche und mache, wie gesagt, meinen berühmt-berüchtigten Porridge. Ich setze das Wasser für die Haferflocken und den Buchweizen auf. Sie können auf Seite 143 nachlesen, wie das genau geht. Dann ist auch schon Zeit, die Kinder zu wecken und zum Aufstehen zu bewegen – doch das dauert. Da es in letzter Zeit immer anstrengender wurde, meine Jungs aus den Federn zu bekommen, ist mein neuster Trick: Ich mache einfach schon mal die Duschen an. Beide sind sehr umweltbewusst. In dem Moment, in dem sie das bemerken, entschließen sie sich, endlich aufzustehen. Ich tue das auch, weil es etwa eine oder zwei Minuten braucht, bis wir warmes Wasser haben, denn wir wohnen in einem älteren Haus. Ab dann läuft's rund. Manchmal muss ich nur noch rufen: »You are wasting water.« Zack, zack, sind alle auf …

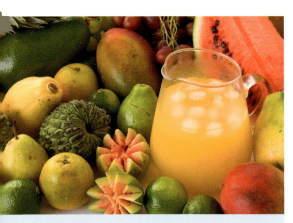

Kräutertee oder Fruchtsaft?
»Vor meiner morgendlichen Trainingseinheit, die ich vor dem Frühstück an der frischen Luft absolviere, trinke ich gern Tee oder Säfte. Mangos und Birnen sind meine Lieblingsfrüchte. Ich hole sie frisch aus meinem Garten und presse Saft daraus. Ein Hochgenuss.«

Einführung

Außer, meine beiden gehen wieder ins Bett, nachdem sie unter der Brause waren! Ist auch schon vorgekommen. Während dieser Prozedur bin ich dauernd in Bewegung, laufe rauf und runter und bereite gleichzeitig alles fürs Frühstück vor. Die Rosinen müssen rechtzeitig ins Wasser, die frischen Mangos in Würfel geschnitten und die Birnen gerieben werden. Dann kommen neben Haferflocken noch Leinsamen dazu und Hanf. Damit alles nicht zu fest wird, gebe ich noch etwas frischen Joghurt hinzu. Am besten ist es, Sie vermischen alle Zutaten, wenn Ihre Familie schon am Tisch sitzt. Weil das Getreide rasch quillt, wird das Ganze sehr schnell fest. Aber wer zu spät kommt, muss bei mir den Porridge so essen, wie er ihn vorfindet.

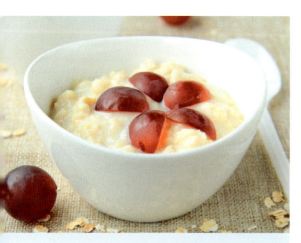

Porridge mit Schlagsahne für meine Jungs

»Meine beiden Jungs sind noch im Wachstum. Sie lieben meinen Porridge. Für sie gibt es immer eine Portion Schlagsahne dazu. Dann sind sie satt bis zum Mittag und haben viel Gesundes zum Frühstück bekommen, mit allem drin, was wichtig ist. Vor allem mit reichlich Eiweiß und Kohlenhydraten.«

Viele Leute fragen mich: »Barbara, wie schaffst du es, dass deine Kinder so was mögen?« Also, erst mal gibt es bei uns morgens gar nichts anderes. Wirklich keine Chance. Und zum Zweiten liegt das Geheimnis darin, dass ich sie früh daran gewöhnt habe. Manche sagen mir auch: »Meine Kinder essen kein Gemüse.« Das kann ich mir gar nicht vorstellen. Natürlich muss man ganz früh damit anfangen, den Kindern zu zeigen, was es heißt, sich gesund zu ernähren. Beginnt man erst später, also im Schulalter, müssen Sie die gesunden Sachen langsam und in immer größeren Mengen den Leibspeisen beimischen. Aber wenn die Kinder einmal den Geschmack kennengelernt haben, sind sie auch zu überzeugen. Bestimmt. Meine Jungs sind mittlerweile richtige Gesundheitsapostel. Die wählen selbst aus – und meist genau das Richtige. Auch wenn sie entscheiden, worin sie ihr Geld investieren wollen. Und falls sie mit ihren Freunden nach dem Kino mal in irgendein Fastfood-Restaurant gehen, bleibt das eine Ausnahme. Oft sagen sie nachher: »Ich kann da nichts essen. Ich will da auch nichts essen.« Meine Kinder trinken auch keine Cola.

Doch was für mich gilt, gilt auch für sie: Am Wochenende ist bei uns immer alles erlaubt. Dann dürfen sie essen, was sie sonst nicht bekommen. Montags bis freitags leben wir relativ spartanisch. Das heißt nicht, dass wir wenig essen, wir achten nur darauf, dass wir Gesundes und Vollwertiges zu uns zu nehmen, also Lebensmittel, die uns mit guter Energie aufladen, sodass wir so vital sein können wie möglich. Irgendwelche Sachen aus der Dose und Fertiggerichte aus der Packung kommen für uns nicht infrage. Die machen uns nur schlaff. Geld dafür auszugeben, ist auf Dauer schlichtweg zu teuer, weil falsch investiert. Meinen Jungs habe ich früher immer den Vergleich mit dem Motor erzählt – der leuchtete ihnen ein. Damit ein Rennauto richtig abgeht, braucht man den besten Sprit, den es gibt. Wo nicht das Richtige zugeführt wird, kann der Körper auch nicht die volle Leistung erbringen. Fühlen Sie sich manchmal schlapp? Eine ehrliche Antwort auf diese Frage könnte dazu führen, dass Sie es sofort mal versuchen wollen, sich bei Ihrer Ernährung vorrangig auf die richtig guten Sachen zu konzentrieren.

Echtes Powerfood schlechthin ist für mich mein grüner Saft. Das ist ein Lebenselixier. Da ist alles drin, was ich brauche. Voraussetzung, um in meinen Mixer zu kommen, ist nur: Das Gemüse oder das Obst muss grün sein. Von Löwenzahn, Fenchel, Sellerie über Spinat bis hin zu dunklen Kohlblättern, Birnen und Äpfeln geht alles. Je grüner, desto besser. Auch Algen sind geeignet. Noah trinkt nicht so gern den Brei, der dabei entsteht, er mag lieber das Flüssige. Am besten geht es, wenn Sie einen Mixer verwenden. Dann entsteht eine sämige Flüssigkeit, ähnlich einem Smoothie.

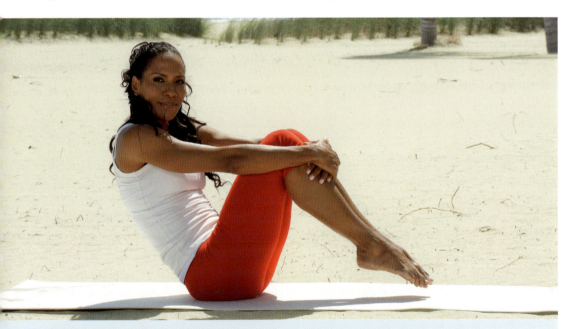

Nieder mit der Diät
»Bethenny Frankel spricht mir aus dem Herzen: Sie fordert ein Ende der Diätsklaverei. Wir Frauen dürfen uns nicht von unserem Traumgewicht beherrschen lassen. Die berühmte amerikanische Ernährungsspezialistin mit einer Leidenschaft für gutes Essen stellt zehn Regeln auf. Eine davon ist die Forderung, aus dem ›Club der leeren Teller‹ auszutreten, also nie alles aufzuessen, und sich ohne zu hungern schlank zu essen und zu denken – eben sein schlankes Ich in sich zu wecken. Und so wissen Sie am Ende, wann Sie wirklich Hunger haben, dass Sie alles essen können, nur nicht alles auf einmal, und Sie möchten den Geschmack von frisch zubereitetem Essen um keinen Preis mehr missen.«

Die Birne ist für mich eine wunderbare Zutat. Ich finde, sie ist zur geschmacklichen Abrundung besser geeignet als ein säuerlicher Apfel oder Orangen, die auch dazu passen, obwohl sie nicht grün sind. Ich selbst mag den Saft allerdings am liebsten mit Birnen. Oder ich trinke ihn ganz herb und pur, ohne Obst. Das ist nicht jedermanns Sache. Eine Frucht überdeckt den etwas gewöhnungsbedürftigen Geschmack aber sehr gut. Den Kindern gebe ich immer etwas Wohlschmeckendes dazu. Noah ist, was den grünen Saft angeht, mit mir nicht immer auf einer Wellenlänge. Elias nimmt ihn ohne Murren zu sich. Am Ende trinken beide immer ihre Menge auf ex aus. Sie sollten sich, bevor Sie den grünen Saft zum ersten Mal kosten, ein bisschen auf den Geschmack vorbereiten. Lassen Sie ihn nicht zu lange auf der Zunge zergehen. Er sollte schon in drei, vier Schlucken getrunken werden. Zum Schlemmen gibt es bei uns andere Dinge. Der grüne Saft ist tatsächlich allein für die Gesundheit da, für die sofort wirksame und abrufbare Energie. Ich habe meine Kinder schon oft mit Freude beobachtet, wie sie sich anschließend gegenseitig fragten: »Na, wirkt's schon bei dir?«

Genuss pur zum Frühstück, den gibt's bei uns aber auch. Und zwar Milch mit Kakao oder auch eine wunderbare Mandelmilch. Die schmeckt köstlich und enthält reichlich Omega-3-Fettsäuren, Vitamine und Antioxidantien. Ein himmlisches Getränk für Kinder. Sie sehen, es darf schmecken, aber es muss nicht immer wohlschmeckend sein, wenn's dafür sehr gesund ist. Es gibt eben manchmal Wichtigeres. Manche meinen: »Wenn's nicht schmeckt, esse ich es nicht.« Warum? Bei uns weiß die ganze Familie: Man isst viele Dinge auch, weil sie guttun. Das ist der entscheidende Punkt.

Ich selbst bin auch mit dieser Lebensphilosophie groß geworden. Ich schätze es sehr, dass mir mein Körper zur Verfügung steht und ich ihn jederzeit benutzen darf. Aber damit er mir gut dienen kann, muss ich ihm auch etwas zurückgeben. Und das hat nicht immer nur mit Genuss und Sorglosigkeit zu tun. Manchmal muss man sich eben anstrengen.

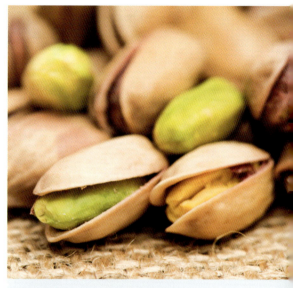

Richtig knabbern für die Figur

»Nüsse sind sehr wertvoll. Pistazien besonders. Die Wissenschaft weiß mittlerweile, dass sie gut zur figurbewussten Ernährung passen. Das liegt einerseits am günstigen Fettsäureprofil der Pistazie mit vielen ungesättigten Fettsäuren und andererseits an dem gleichzeitig hohen Ballaststoffanteil. Und noch was Gutes: Ungeschälte Pistazien werden langsamer verzehrt als bereits geschälte Nüsse. So amerikanische Verhaltensforscher. Mehr Genuss und weniger Kalorien. Wunderbar. Also bleiben Sie auch hier im ›grünen Bereich‹.«

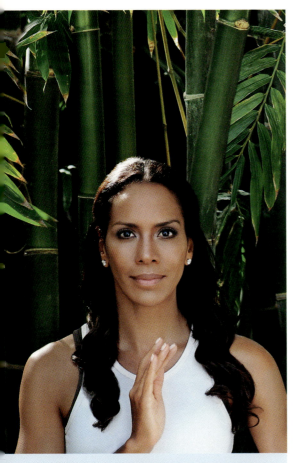

Sekundenferien vom Alltag

»Ein turbulenter Alltag ist für mich kein Ausnahmezustand, bei den vielen Leidenschaften und Professionen, die ich habe. Ich setze aber immer wieder auf das Prinzip: ›In der Ruhe liegt die Kraft‹. Dafür brauche ich regelmäßig meinen Flow. Ich erreiche ihn auf ganz einfache Weise: Ich mache nämlich das, was mich glücklich macht. Und dazu gehört definitiv mein Fitnesstraining. Mein Rat: Finden Sie heraus, welcher Moment bei Ihrem Training Ihr Flow-Moment ist. Und kosten Sie den in vollen Zügen aus, so oft wie nur möglich.«

In dieser Hinsicht möchte ich ehrlich zu Ihnen sein. Gerade, wenn man ein Ziel erreichen will, eine Hürde nehmen muss, merkt man, dass es nicht leicht ist, das zu schaffen. Bei wichtigen Sachen ist das immer so und gilt für alles Erstrebenswerte im Leben: Ohne Anstrengung keine Ernte. Mir ist es darum auch wichtig, meinen Kindern zu vermitteln, dass am Anfang immer Mühe steht. Ohne Fleiß kein Preis, aber auf die Anstrengung folgt auch der Lohn. Das gilt beim Lernen für eine Prüfung genauso wie fürs Training: Das Ziel wird am Ende nur so erreicht. Und der hart erkämpfte Erfolg tut gut.

Ich darf mich voller Energie fühlen, weil mir meine Erfolge Selbstbewusstsein vermitteln. Und dass ich sie mir selbst erarbeitet habe, macht mich stolz. Ich stehe in diesen Momenten mit beiden Beinen auf dem Boden. Fühle mich geerdet und bin gleichzeitig hellwach. Das ist für mich der beste Durchhaltetrick. Ich will mich immer von einem Ich-bin-stolz-auf-mich zum nächsten hinüberhangeln. Denn nur Erfolge produzieren neue Erfolge. Sobald ich spüre, dass ich an einem Etappenziel angekommen bin, kann ich mich fragen: »Wo will ich jetzt als Nächstes hin?« Gelingt es mir zum Beispiel, an einem Tag die Butter auf dem Brot wegzulassen, fühle ich mich mental gestärkt. Und ich erkenne gleichzeitig: Mir fehlt nichts. Es hat trotzdem geschmeckt. Umgekehrt setze ich auch die Technik, die ich schon erwähnte, ein: Ich gönne mir ein Stück besondere Schokolade und dafür verspreche ich mir selbst, am nächsten Tag mein Training auszudehnen.

Bestimmt fällt es Ihnen manchmal schwer, sich eine Stunde oder auch nur zwanzig Minuten für sich selbst abzuzwacken.

Einführung

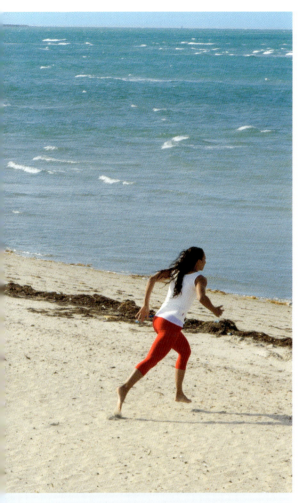

Die Kraft des Wassers
»Wasser macht leicht. Fitnesstraining im Wasser schont die Gelenke und Bänder. Ich gehe auch gern in den Pool oder ins Meer, ich habe es ja direkt bei mir vor der Tür. Auch das gesunde Gleichgewicht lässt sich so fördern. Und: Der sanfte Druck des Wassers wirkt günstig auf das Bindegewebe und kann der Cellulitis vorbeugen. Zudem bietet der Sprung ins Wasser Abwechslung beim Üben. Denn meine Erfahrung: Langeweile beim Training wirkt lähmend auf mich.«

Beruf, Familie und all Ihre weiteren Pflichten sind einfach tagesfüllend. Auch ich habe viel um die Ohren und schon morgens meine Termine. Zudem bringe ich die Kinder immer in die Schule. Aber danach habe ich meistens etwas Zeit für mich, so 30 oder 45 Minuten. Dann gehe ich entweder zum Sport an den Strand, jogge das Meer entlang, mache B.FIT, Pilates oder Qigong. Oft gehe ich anschließend zu Fuß zurück nach Hause und springe in den Pool, um noch ein paar Abschlussübungen im Wasser zu machen. Ich gestalte mein Training stets abwechslungsreich. Es macht mir dann mehr Freude, und sobald Langeweile aufkommt, habe ich eine Ausrede. Ich versuche zwar, möglichst wenige Ausflüchte für mich gelten zu lassen, aber dem Gähnen habe ich kaum etwas entgegenzusetzen. Deswegen entwickle ich mein Training ständig fort.

Mit B.FIT in 30 Tagen haben Sie und ich keine Ausrede mehr. Alles geht so einfach und spielerisch vonstatten. Sie brauchen noch nicht einmal eine Matte, sondern nur einen schönen, angenehmen Platz und jeden Tag ein wenig Zeit für sich und Ihr Training. Sogar auf Reisen lässt sich immer ein B.FIT-Training einschieben. Ich mache die Übungen besonders gern, wenn ich unterwegs bin. Oder wenn in meinen Tag einfach nicht viel mehr hineinpasst. Aber 20 Minuten schaffe ich immer, egal, wie knapp die Zeit ist. Sie werden es nicht glauben, aber auch ich habe manchmal keine Lust, mich zu bewegen. Dann gibt mir B.FIT besonders viel, denn es bringt mich in Schwung. Es ist wie beim Tanzen. Ich spüre sofort, was das Training mit mir macht, und habe direkt ein Ergebnis, das mich weiter antreibt. Quälen will ich mich schließlich nicht, aber sich selbst geschickt zu überlisten, ist erlaubt.

B.FIT in 30 Tagen

Auch das mit der Regelmäßigkeit ist so eine Sache. Ich brauche immer ein Ziel, um dranzubleiben. Meist hilft der prüfende Blick in den Spiegel, und ich weiß: »Mein Po sollte ein bisschen straffer sein.« Das ist ein erreichbares Etappenziel. Ich nehme mir sofort vor, daran zu arbeiten. Ich finde es toll, dass ich immer die Möglichkeit habe, etwas an mir zu tun. Mein Körper nimmt mir aber auch nicht so viel übel, er ist geduldig. Doch ich will seinen Langmut nicht überstrapazieren.

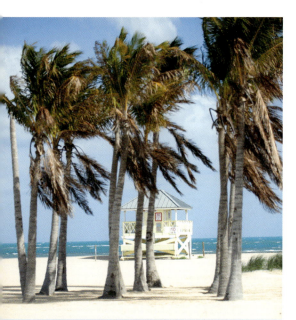

Auszeit gefällig?

»Ich reise gern, feiere gern Feste, werfe mich mit Vergnügen ins anregende Getriebe und bin gleichzeitig gern effizient. Aber alles zu seiner Zeit. Die Minuten, die ich mir widme, sind mir jeden Tag aufs Neue heilig. Meine regelmäßige Antwort auf Beschleunigung: Entschleunigung. Alle Termine mit mir halte ich ganz streng ein. Versprochen ist schließlich versprochen, auch wenn es dabei um mich selbst geht.«

Kleine Veränderungen möchte ich immer im Auge behalten und umgehend korrigieren. Dann geht alles viel leichter, und man hat nicht gleich drei Kilo mehr auf den Rippen, die wieder runter müssen. Ein Kilo dagegen ist schnell wieder verschwunden, wenn man die Sache sofort in Angriff nimmt.

Das Gute – und gleichzeitig auch das Schlechte – ist, dass man hier in Miami nichts verstecken kann. Der Bikini bringt es an den Tag. Selbst ein Sarong verdeckt nicht genug. Obwohl ich weiß, dass Schönheit letztlich von innen kommt, macht es mir etwas aus, wenn nicht alles so ist, wie ich es mir wünsche. Oft rücke ich den Fettpölsterchen dann umgehend mit B.FIT zu Leibe, aber manchmal lehne ich mich auch entspannt zurück und weiß, davon hängt jetzt gerade nichts ab. Nicht zuletzt durch meine Meditation schaffe ich es immer wieder, meine innere Harmonie und Zufriedenheit wiederherzustellen. Und ich finde alles liebenswert, so wie es ist, wohl wissend, dass ich mir jederzeit etwas Gutes tun und mich in Schwung bringen kann.

Ihnen wünsche ich nun viel Spaß mit B.FIT, meinem neuen Programm, das schnelle, spürbare und nachhaltige Wohlfühlerfolge bringt.

Ihre

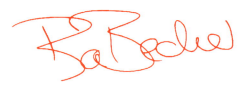

Einführung

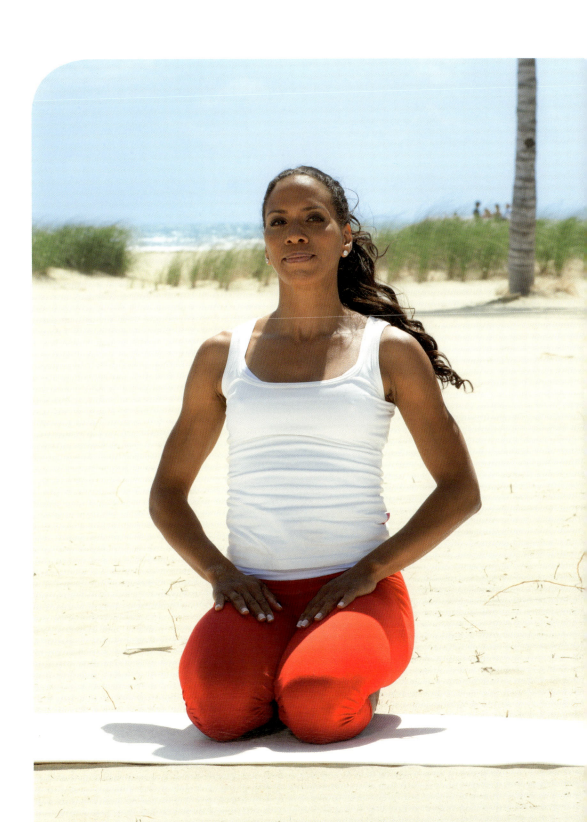

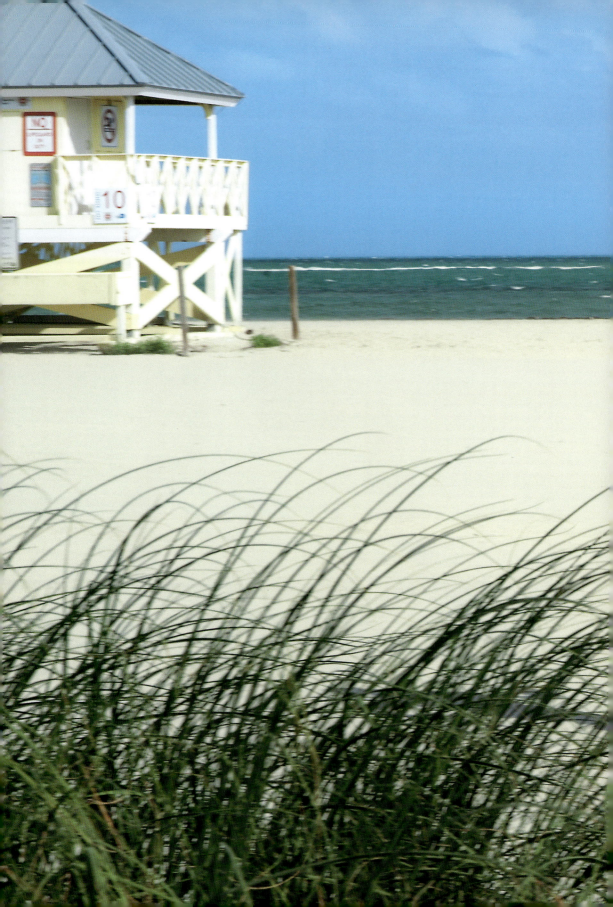

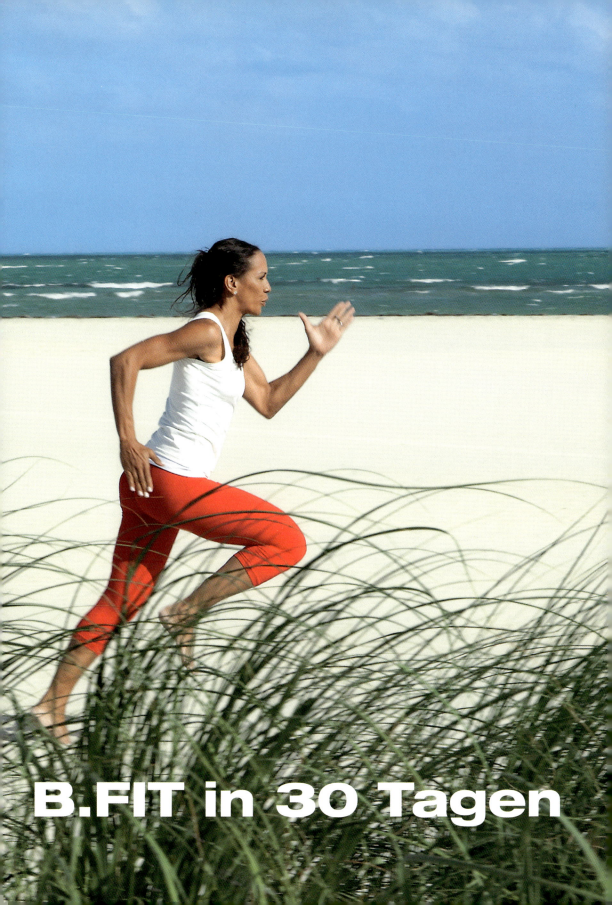

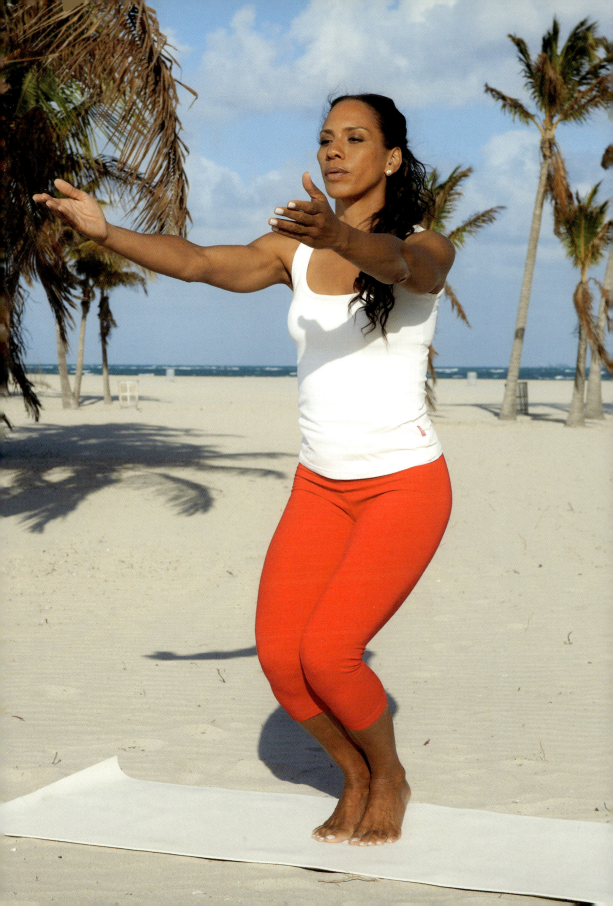

Das Programm

Was ist »B.FIT in 30 Tagen«?

»B.FIT in 30 Tagen« ist ein ganzheitliches Ernährungs- und Fitnessprogramm, das mit gezieltem, regelmäßigem Training und einem optimalen Speiseplan in nur einem Monat zu deutlich mehr Vitalität, Energie und Ausstrahlung verhilft. Der Körper wird sichtbar gestrafft, überflüssiges Fett verschwindet, Figur und Haltung verbessern sich deutlich. Der intensive 30-Tage-Plan legt außerdem den Grundstein für eine langfristig gesunde Lebensweise. Das Bewegungs- und Ernährungskonzept ist ausgewogen und einfach in den Alltag zu integrieren, und den besonders wirkungsvollen 30-Tage-Plan können Sie von Zeit zu Zeit wiederholen, wenn Sie sich schnell in Form bringen möchten.

Grundlage des Programms sind vier übersichtliche Wochenpläne (siehe Seite 187–195), die Ihnen für jeden Tag detailliert vorgeben, wie Sie Ihr Training und Ihre Mahlzeiten gestalten sollten. Um in 30 Tagen optimale Ergebnisse zu erzielen, sollten Sie möglichst wenig von diesen Empfehlungen abweichen.

Warum gerade B.FIT?
»Ich möchte den Frauen, die mich seit Jahren bei meinen sportlichen Aktivitäten begleiten, attraktive Möglichkeiten eröffnen. Meine Trainerinnen und ich hatten irgendwann den Eindruck, dass ein frischer Wind nötig sei. Neues ist immer gut, um dranzubleiben, und Abwechslung vertreibt die Langeweile. So haben wir B.FIT entwickelt. Und ganz nebenbei: Die Effizienz Ihres Trainings wird durch mein neues Miami-Bauch-Beine-Po-Programm wirkungsvoll erweitert, ohne dass Sie mehr Zeit aufwenden müssen.«

B.FIT in 30 Tagen

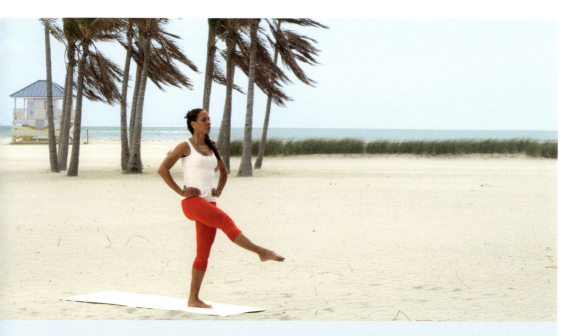

B.FIT nach Maß

»B.FIT ist etwas für Leute, die gut trainiert sind und intensiv Sport treiben, aber gerne noch andere, neue Trainingsmethoden probieren wollen. Es ist aber auch für diejenigen geeignet, die denken: ›Ich muss endlich etwas für mich tun!‹
Was die Trainingsintensität angeht, kann jeder sein Maß finden. Leute, denen es an Körperspannung fehlt oder die noch nicht über genügend Muskulatur verfügen, können alles so ausführen wie beschrieben. Falls nötig, müssen Sie dann eben mal ein paar Wiederholungen auslassen. Die anderen machen inzwischen weiter. Am besten schielen Sie nie auf die besser Trainierten. Einfach dranbleiben und Kontinuität beweisen, bloß nicht vorschnell aufgeben!
B.FIT kann man von Anfang an allein machen. Mit einem Coach geht's eventuell schneller, aber in kleinen Schritten voranzukommen, ist auch okay. Gönnen Sie sich einfach Zeit, um eine Übungseinheit nach der anderen zu vollziehen.

Sie sollten sich vorher fest vornehmen, durchzuhalten. Sie sollten sich fordern, aber nicht quälen. Das ist ein feiner Unterschied. Eine Hürde zu nehmen, das ist für mich auch ein schönes Gefühl. Ich darf mich in diesen Momenten spüren, selbst wahrnehmen. Ich weiß plötzlich, ich kann eigentlich noch zwei Mal. Dann mache ich auch noch zwei Wiederholungen. Das bin ich mir wert. Ich bin es mir ja auch wert, morgens aufzustehen und den Tag zu beginnen. Ich darf in diesen Momenten erkennen, dass ich eigentlich mehr Kraft habe, als ich mir zuschreiben würde. Dass ich fitter bin, als ich denke. Das ist ein schönes Gefühl. Erhebend geradezu. Die Formulierung: ›Ich bin so wenig fit. Mein Gott, bin ich untrainiert!‹, habe ich aus meinem Kopf verbannt. Glauben Sie mir: Innere Kraft und Spannung lassen Sie über sich hinauswachsen. Meine Formel dafür: ›Ich kann noch drei Mal. Na klar, ich mache noch drei Mal. Geht doch.‹ Aber Sie müssen ständig erspüren, ob das Mehr Ihnen noch guttut.«

Das Programm

Das Training

Ihr Bewegungsprogramm beinhaltet sechs Trainingseinheiten in der Woche, wobei sowohl Kraft als auch Ausdauer trainiert werden. Die Intensität des Trainings steigert sich langsam von Woche zu Woche, sodass sich Ihr Körper an die Belastung gewöhnen kann und Sie weder unter- noch überfordert sind.

Zur Kräftigung gibt es fünf verschiedene Workouts mit unterschiedlichen Schwerpunkten (siehe Seite 65–129), von denen drei ganz ohne Hilfsmittel auskommen. Für die anderen beiden Übungsprogramme benötigen Sie ein Gummiband beziehungsweise einen kleinen Ball. Alle fünf Workouts werden – Übung für Übung – in Bild und Text vorgestellt und sind leicht im eigenen Wohnzimmer auszuführen. Wenn Sie mögen, können Sie aber auch mit den beiden DVDs *B.FIT in 30 Tagen* und *B.FIT mit Ball und Band* trainieren. Auf den DVDs sind dieselben, jeweils auf bestimmte Muskelgruppen konzentrierten Workouts enthalten wie im Buch. Lassen Sie sich vom Buch und den DVDs motivieren!

Die fünf Kräftigungsprogramme werden in den Wochenplänen durch Ausdauereinheiten in verschiedenen Intensitäten ergänzt (siehe hierzu Seite 36–40). Diese perfekte Kombination wird in kürzester Zeit erstaunliche Resultate bewirken: Ihr Hautbild verbessert sich, Sie schlafen besser, Ihr Stoffwechsel wird aktiviert und Ihre Muskulatur aufgebaut.

Kurzum: Sie haben mehr Energie denn je sowie einen straffen Körper und eine bessere Haltung, sodass Sie fest mit beiden Beinen im Leben stehen können. Nach 30 Tagen wird sich etwas verändert haben, und das wird nicht zu übersehen sein. Also, halten Sie durch!

Die Ernährung

Der Ernährungsteil des Buches ab Seite 131 vermittelt Ihnen knapp und übersichtlich die Grundlagen einer gesunden Ernährung. Der ausführliche Rezeptteil (Seite 141–185) beschreibt die Zubereitung aller in den Wochenplänen vorkommenden Gerichte. Dabei wurde Wert darauf gelegt, dass die Mahlzeiten einfach und schnell zubereitet werden können, sodass auch Berufstätige das B.FIT-Konzept umsetzen können. Viele Gerichte lassen sich auch in doppelter Menge vorbereiten, sodass die zweite Portion am folgenden Tag verzehrt werden kann, andere eignen sich bestens zum Mitnehmen. So wird es Ihnen leichtfallen, sich an den Mahlzeitenplan zu halten und sich auch bei der Arbeit richtig und sinnvoll zu ernähren. Die Rezepte machen satt und glücklich und werden Ihnen vermutlich auch einige bisher unbekannte Nahrungsmittel oder neue Aromen und Zutatenkombinationen nahebringen.

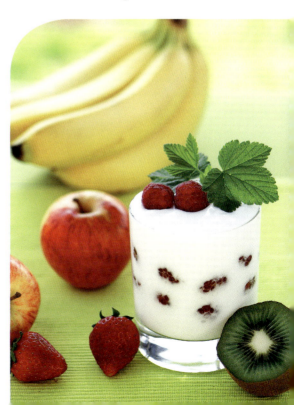

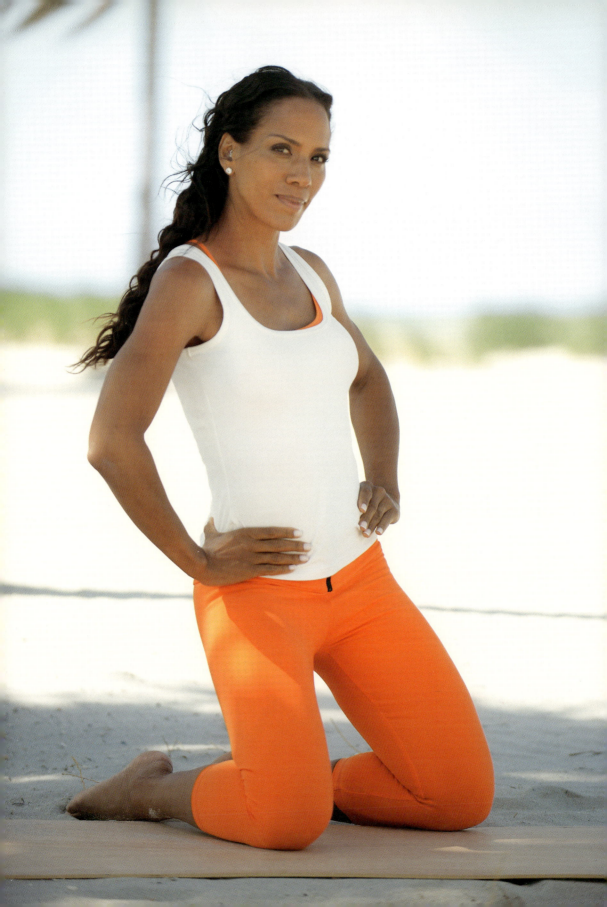

Bewegung

Richtig trainieren

Warum Kraft und Ausdauer trainieren?

Sie wollen wohlproportionierte Muskeln, schlanke, aber kraftvolle Beine und einen gut trainierten, flachen Bauch? Dann sollten Sie nicht nur auf eine gesunde Ernährung achten, sondern auch Ihre Kraft und Ausdauer in einem ausgewogenen Verhältnis trainieren.

Mit den Kräftigungsübungen in diesem Buch (siehe Seite 65–129) werden ganz gezielt einzelne Körperpartien geformt. Das begleitende Ausdauertraining (Seite 36–40) bringt Ihren Stoffwechsel auf Touren und Fettpölsterchen zum Schmelzen. So verbessert das B.FIT-Programm die gesamte Kontur Ihres Körpers und strafft das Gewebe. Den Grundstein für eine tolle Figur legen Sie bereits, wenn Sie Ihre Körpermitte und dazu noch Ihre Pomuskeln trainieren. Gut sichtbar werden diese Ergebnisse aber erst, sobald die Fettverbrennung ins Spiel kommt – und diese funktioniert umso besser, je stärker Ihr Stoffwechsel angeregt wird. Mit dem Ausdauertraining bauen Sie noch mehr eingelagertes Fett ab, reduzieren Cellulite und setzen so Ihre Trainingserfolge ins rechte Licht.

Die Rückseite im Spiegel
»Ein schöner Po. Am Strand von Rio *das* Schönheitssymbol. Scheuen Sie sich nicht, Ihre Rückseite unter die Lupe zu nehmen. Aber betrachten Sie sich immer liebevoll. Und: Setzen Sie sich kleine Ziele, falls Sie etwas verbessern wollen, dann kommen Sie Ihren Wunschvorstellungen Schritt für Schritt näher.«

Das Krafttraining wirkt sich zudem positiv auf Ihre Körperhaltung aus. Dabei ist es wichtig, dass die gesamten Rumpfmuskeln trainiert werden, vor allem Bauch und Rücken. Vorbei die Zeiten, in denen Sie mit hängenden Schultern, einem runden und womöglich schmerzenden Rücken und schlaffen Bauchmuskeln durch den Alltag liefen. Mit Krafttraining bauen Sie insgesamt mehr Körperspannung auf, die Ihnen wiederum zu einem aufrechten, harmonischen Gang verhilft. In Verbindung mit dem Ausdauertraining, das Ihren Fettstoffwechsel ankurbelt, wodurch Giftstoffe schneller aus dem Körper ausgeschieden werden, wird sich auch Ihre äußere Erscheinung positiv verändern: Ihr Teint wird strahlen, Sie werden sich rundum wohlfühlen in Ihrer Haut – und das sieht man Ihnen an, egal, ob Sie gerade Ihr Training absolvieren oder im Supermarkt an der Kasse stehen.

Jedes der in diesem Buch vorgestellten Kräftigungsprogramme hat seinen Trainingsschwerpunkt auf bestimmten Körperregionen, es werden aber zugleich auch zahlreiche weitere Muskeln und Muskelgruppen aktiviert. So können Sie sich gezielt auf bestimmte Bereiche konzentrieren und nebenbei Ihren ganzen Körper trainieren.

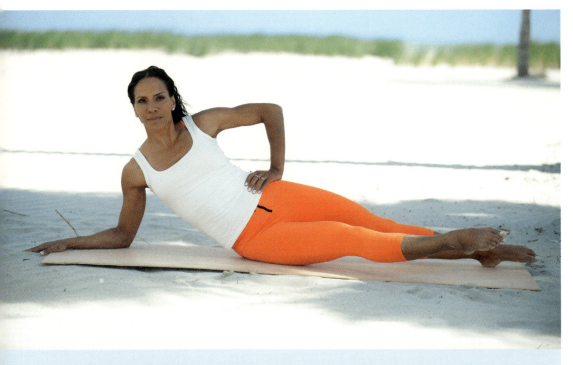

Weibliche Muskeln

»Nicht jeder findet ausgeprägte Muskeln bei uns Frauen schön. Ich finde auch, dass es gut aussieht, wenn sie gut konturiert sind, aber die Formen weiblich bleiben. Um das zu erreichen, ist das Miami-Bauch-Beine-Po-Training ideal. Damit kann die Silhouette des ganzen Körpers wunderbar ausgeprägt werden. Und die Rundungen sind garantiert da, wo sie hingehören.«

Bewegung

Mit einem Kraft- und Ausdauertraining formen Sie nicht nur die einzelnen Körperpartien, Sie schaffen damit auch die Basis für eine effektive Fettverbrennung, denn Muskeln verbrauchen selbst im Ruhezustand fortwährend Energie.

Die B.FIT-Kräftigungsübungen sorgen darüber hinaus für eine bessere Körperspannung, die Ihnen wiederum bei Ihrem Ausdauertraining und im Alltag zugutekommt. Eine durchtrainierte Beinmuskulatur zum Beispiel schützt Ihre Knie, da sie wie ein Puffer wirkt, wenn Sie walken oder joggen. Krafttraining bringt also unzählige positive Effekte mit sich und hat entgegen allen Zweifeln nur selten etwas mit Muskelbergen zu tun. Starke Muskeln und viel Bewegung machen es auch Ihrem Rücken leichter. Die Bandscheiben, aber auch die Knorpel und Sehnen, »ernähren« sich von der sie umgebenden Flüssigkeit, doch erst die Bewegung regt diesen Austausch an. Das funktioniert wie bei einem Schwamm: Nur wenn Sie ihn zuerst zusammendrücken, kann er danach wieder viel Flüssigkeit aufsaugen.

In jedem Fall gilt: Je besser Ihre Muskulatur und Ausdauer trainiert sind, desto einfacher wird jede Bewegung für Ihren Körper. Beim Treppensteigen geben Ihnen Ihre trainierten Beine die nötige Kraft, und das Ausdauertraining lässt Sie nicht mehr so leicht aus der Puste kommen. Fordern Sie daher Ihren Körper regelmäßig in den Ausdauereinheiten, dann werden Ihnen auch die Kräftigungsübungen leichter fallen.

Kraft und Ausdauer besitzt jeder Mensch – wir müssen diese Eigenschaften nur sinnvoll nutzen, um uns wohlzufühlen und physisch und psychisch gesund zu bleiben. Knackige Formen und eine tolle Ausstrahlung gibt es dann gratis dazu!

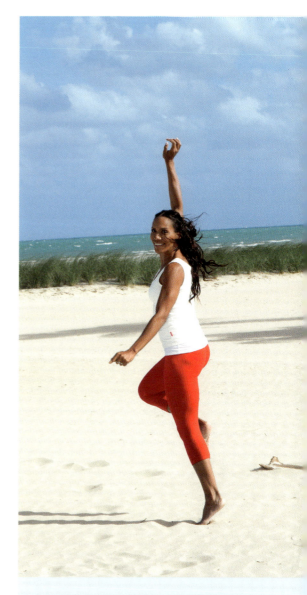

Begeisterung steckt an
»Mit der Fitness ist es wie mit dem guten Essen. Man kann lernen, wie gut sie tut. Seien Sie Vorbild und reißen Sie durch Ihre echte Begeisterung Ihre Freunde und Bekannten mit. Das macht Spaß und verbindet.«

Die Vorteile der B.FIT-Kräftigungsübungen

Muskelkraft zu haben, ist eine grundlegende Fähigkeit des Menschen. Leider verringert sich unsere Muskelmasse jedoch ab dem 30. Lebensjahr kontinuierlich, und damit schwindet auch die Kraft – es sei denn, Sie arbeiten daran! Haben Sie sich entschlossen, etwas für Ihren Muskelaufbau zu tun, dann ist das richtige Training entscheidend. Besonders effektiv sind Kräftigungsübungen, die mehrere Muskeln gleichzeitig beanspruchen und auch deren Zusammenspiel fordern und fördern. Unser Körper ist ein ganzheitliches System und muss deshalb auch als solches trainiert werden. Die Übungen des B.FIT-Programms sind darauf ausgelegt. Vielleicht fällt es Ihnen anfangs schwer, bei der einen oder anderen Übung das Gleichgewicht zu halten oder einen komplexen Bewegungsablauf umzusetzen. Lassen Sie sich davon nicht abschrecken! Alle etwas anspruchsvolleren Übungen bieten eine Alternative, die Ihnen den Einstieg erleichtert. Denken Sie immer daran, dass Sie nicht nur Bauch, Beine und Po trainieren, sondern gleichzeitig auch die Tiefenmuskulatur, die Ihre Koordination, Balance und Haltung verbessert. So ist jede Übung multifunktional und extrem effektiv für Sie.

Das Training hat jedoch noch weitere positive Auswirkungen auf Ihren Körper:

- Sie beugen Osteoporose vor.
- Ihre Sehnen, Bänder und Knochen werden kräftiger.
- Sie haben mehr Kraft auch für alltägliche Dinge, wie das Tragen von Einkäufen oder das Treppensteigen.
- Ihr Bindegewebe wird sich sichtbar straffen.
- Sie können gezielt bestimmte Körperpartien trainieren und dort wohlgeformte, kräftige Muskeln aufbauen.
- Rückenschmerzen nehmen ab und können sogar ganz verschwinden.
- Durch ein Plus an Muskulatur wird Ihr Fett- und Kohlenhydratstoffwechsel vermehrt aktiviert.
- Ihr Stoffwechsel wird auch im Schlaf aktiver bleiben.

Die Ausrüstung

Für das B.FIT-Programm brauchen Sie nur ganz wenige Hilfsmittel. Für einen Teil der Kräftigungs- und Aufwärmübungen ist eine Übungsmatte sinnvoll, Schuhe müssen Sie nicht tragen. Ansonsten benötigen Sie ein breites Gummiband und einen kleinen, aufblasbaren Gummiball (Durchmesser etwa 20 bis 25 Zentimeter).

Das Band wird vor allem für das Training Ihrer Arme und Schultern eingesetzt. Bänder gibt es in verschiedenen Stärken, zu Beginn reicht eines der Kategorie »leicht«. Es sollte mindestens zwei Meter lang sein, damit Sie alle Übungen problemlos durchführen können. Eventuell müssen Sie es falten

Schwungvoll älter werden

»Meine Wohlfühlkurve geht hoch und nicht runter – auch, weil ich mich besser kenne als früher. Meine Aufforderung an Sie lautet: ›Fühlt euch gut. Jeden Tag. Auch mit über dreißig könnt ihr euch im Bikini zeigen.‹ Mit B.FIT werden Sie schnell die Bikinifigur erreichen. Aber der Bikini ist an dieser Stelle auch als Metapher zu sehen. Es geht nicht nur um den Bikini, sondern immer wieder um Selbstakzeptanz. Sich anzuschauen, die guten Dinge zu sehen und sich nicht gnadenlos zu kritisieren.«

Bewegung

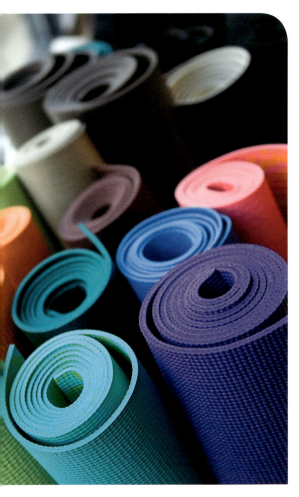

Matten, Bänder und Bälle können Sie problemlos im Sportfachhandel kaufen oder im Internet bestellen. Sie sind preisgünstige und vor allem leichte Hilfsmittel, die Sie auch bequem zu Hause verstauen oder im Koffer mitnehmen können.

Bis zur letzten Wiederholung

Im B.FIT-Programm sind alle Übungen auf Kraftausdauer ausgerichtet, das heißt, Sie absolvieren viele Wiederholungen. Die unterschiedlichen Übungen für alle Muskelbereiche garantieren ein abwechslungsreiches Training und maximale Effektivität. Teilweise sind die Varianten bereits in den Bewegungsablauf integriert. Die angegebenen Wiederholungszahlen verstehen sich als Mittelwerte. Wenn Sie sie zu Beginn nicht schaffen, ist das kein Problem. Nehmen Sie sich für die nächste Einheit einfach zwei Wiederholungen mehr vor und steigern Sie sich langsam. Für bereits gut Trainierte kann die Wiederholungszahl beliebig erhöht werden. Egal, ob Sie gerade ins Training einsteigen oder schon Erfahrung mitbringen: Erst wenn Sie ein Brennen in der Muskulatur verspüren, ist der richtige Zeitpunkt für die letzte Wiederholung da!

oder um die Hände wickeln, um es auf die richtige Länge zu bringen. Achten Sie bitte darauf, dass Sie das Band bei allen Übungen unter Spannung halten.

Der Ball steigert die Trainingsintensität für Bauch und Po und stärkt die Tiefenmuskulatur, die Ihren Körper in instabilen Positionen in Balance hält. Der Ball sollte prall mit Luft gefüllt sein. Wenn es Ihnen am Anfang schwerfällt, auf dem Ball das Gleichgewicht zu halten, können Sie ihn etwas weniger stark aufpumpen, dann fällt das Training leichter.

Das B.FIT-Programm steht für ein effektives Training in kurzer Zeit, und das funktioniert nur, wenn Sie Ihre Komfortzone verlassen und wirklich bis zur letzten Wiederholung kämpfen. Sie werden stolz auf sich sein!

Wann haben Sie richtig und ausreichend trainiert?
»Egal, ob Sie Einsteigerin oder Fortgeschrittene sind – am Ende des Trainings müssen die Muskeln spürbar brennen. Dann haben Sie alles richtig gemacht.«

Warum Ausdauertraining so wichtig ist

Die wichtigste Tatsache vorneweg: Der Organismus des Menschen ist auf Bewegung angewiesen. Das heißt im Umkehrschluss, dass alle Systeme des Menschen nur bei ausreichender Bewegung optimal funktionieren können. Während der Mensch vor hundert Jahren im Schnitt täglich 30 Kilometer zu Fuß zurückgelegt hat, bringen wir es heute dagegen nur noch auf etwa 500 Meter pro Tag. Damit sind viele Erkrankungen physischer, aber auch psychischer Art vorprogrammiert. Und wie die Wissenschaft bereits vor etlichen Jahren festgestellt hat, sind die Menschen zudem dicker geworden.

Zu wenig Bewegung und eine falsche Ernährung sorgen für unliebsame Fettpolster. Diese dienten dem Menschen früher zur kurzfristigen Bevorratung für seine langen Jagd- und Beutezüge, doch heute, da sich die meisten von uns viel zu wenig und viel zu selten bewegen, bleiben wir sprichwörtlich auf ihnen sitzen. Der Mensch hatte damals noch mehr als 90 Prozent fettverbrennende Enzyme in seinen Zellen, um das Fettdepot nutzen zu können. Heute ist unser Körper zwar immer noch zur Fettspeicherung fähig, nur haben wir ihm leider die dazugehörige Bewegung genommen. Durch den veränderten Lebensstil hat sich das Enzymmuster des Körpers verändert, wodurch er sich mittlerweile hauptsächlich an der Zufuhr von Kohlenhydraten orientiert, obwohl nur das Gehirn ein reiner Kohlenhydrat-Verwerter ist und die Muskulatur eigentlich auch die Fettdepots nutzen könnte. Überschüssige Kohlenhydrate werden in Fettdepots gespeichert und schlagen sich als erhöhter Cholesterinwert nieder. Regelmäßiges Ausdauertraining sollte deshalb ein Grundbaustein Ihrer sportlichen Routine sein.

Die Vorteile sind zahlreich:

- Die Leistungsfähigkeit des Herz-Kreislauf-Systems wird gesteigert: Ihr Herzvolumen wird größer, das heißt, pro Herzschlag fließt mehr Blut durch den Körper, und er wird dadurch mit mehr Sauerstoff versorgt.
- Die Fließeigenschaft des Bluts wird verbessert, und das wirkt sich positiv auf den Blutdruck aus.
- Der Grundumsatz (Energiebedarf pro Tag ohne jegliche Bewegung) wird somit auch im Ruhezustand gesteigert.
- Der Appetit auf gesunde Lebensmittel wird angeregt.
- Die Produktion der Botenstoffe – im Volksmund auch »Glückshormone« genannt – Dopamin, Noradrenalin und Serotonin sowie der Endorphine wird angeregt, sie sorgen für gute Stimmung.
- Die Schlafqualität wird sich verbessern.
- Der Kohlenhydrat- und Fettstoffwechsel wird optimiert.
- Die Anzahl der fettverbrennenden Enzyme im Körper wird erhöht, dadurch wird Fettabbau erst möglich.
- Die Durchblutung wird gefördert, dadurch wird das Bindegewebe straffer.
- Die Cholesterinwerte verbessern sich.

Die Sache mit der Komfortzone

»Verbissen sein ist beim B.FIT-Training verboten. Aber Sie sollten durchaus immer wieder eine Leistungsgrenze überschreiten. Langsam und stetig. So wie es Ihr Körper zulässt. Gönnen Sie sich diese Erfolgserlebnisse. Darauf zu verzichten, hieße, auf Dauer die Motivation zu verlieren.«

Bewegung

Geeignete Ausdauersportarten

Am besten eignet sich eine Sportart, die Ihnen Spaß macht. Egal, ob Sie am liebsten Rad fahren, schwimmen, laufen, walken oder skaten, wählen Sie die Sportart, die Ihrem Naturell am meisten entspricht. Wenn Sie gern draußen sind, sollten Sie das auch bei der Wahl Ihrer Sportart berücksichtigen. Probieren Sie auch mal eine neue Sportart aus. Dadurch wird der Körper wieder neu gefordert – und Sie entdecken so vielleicht auch bisher unbekannte Sportarten, die Sie lieben lernen. Wichtig dabei ist, dass Sie die Ausdauerleistung während des Trainings gezielt ansteuern können und Ihr Training kontinuierlich durchführen. Deshalb sind Sportarten wie Golf oder Tennis dafür nicht geeignet.

Wählen Sie eine Sportart, die für Sie auch organisatorisch gut durchführbar ist. Wenn Sie gern schwimmen, aber das Bad nicht zu den passenden Zeiten geöffnet hat oder nur umständlich zu erreichen ist, werden Sie Ihr Schwimmtraining nicht lange durchhalten. Überlegen Sie sich dann lieber eine Alternative, gehen Sie am Wochenende schwimmen, wenn es möglich ist, und fahren Sie unter der Woche Rad auf dem häuslichen Ergometer.

Wenn Sie gerne mit anderen trainieren, können Sie sich auch einer Lauf- oder Walking-Gruppe anschließen, oder Sie vereinbaren mit einer Freundin oder Arbeitskollegin einen regelmäßigen Lauftreff. Der Vorteil: Sie trainieren stets zu einem festgelegten Zeitpunkt. Machen Sie diesen Termin zum festen Bestandteil Ihres Alltags. Auf der anderen Seite sind Sie unabhängiger, wenn Sie allein trainieren. Planen Sie aber auch hier feste Zeiten in Ihrem Terminkalender ein.

Egal, ob Sie allein, zu zweit oder in der Gruppe trainieren, am wichtigsten dabei ist, dass Ihnen das Ausdauertraining Spaß macht! Nur so werden Sie dranbleiben und auf lange Sicht Erfolg haben!

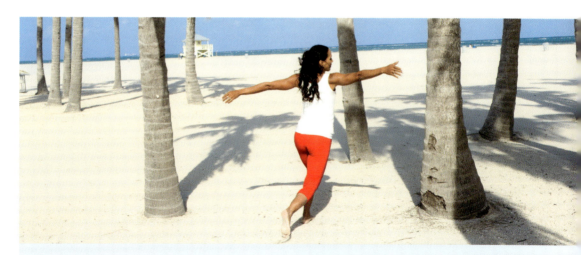

Platzwechsel
»Verändern Sie regelmäßig den Ort, an dem Sie trainieren. Eine schöne Atmosphäre, ein toller Ausblick oder viel Grün beflügeln.«

Wann, wie oft und wie intensiv?

Wann Sie trainieren, ist zum einen eine Frage Ihres Terminkalenders, zum anderen abhängig davon, ob Sie eher ein Morgen- oder ein Abendmensch sind. Natürlich wäre es toll, wenn Sie schon morgens vor dem Frühstück eine Trainingseinheit schaffen könnten. Dann ist der Blutzuckerspiegel sehr niedrig, und der Körper kann die Fettverbrennung besser aktivieren.

Wenn Sie abends besser trainieren können und Ihnen Ihr Zeitplan das ermöglicht, achten Sie darauf, dass Sie die letzte Mahlzeit mindestens drei Stunden vor dem Training einnehmen. Die Mahlzeit sollte kohlenhydratarm sein, um den Blutzuckerspiegel nicht zu stark anzuheben. Ihr Ausdauertraining können Sie entweder getrennt von Ihren Kräftigungseinheiten an unterschiedlichen Tagen oder auch vor oder nach dem Krafttraining durchführen. Bedenken Sie aber dabei, dass Sie nach dem Krafttraining natürlich weniger Energie für die Ausdauer haben werden – und umgekehrt.

Wie oft Sie pro Woche Kraft und Ausdauer trainieren können, hängt vorwiegend von Ihrem Zeitplan ab. Wenn Sie gut organisiert sind, sollten Sie drei Ausdauereinheiten pro Woche à 40 Minuten schaffen können, in Kombination mit einem Krafttraining können es auch 20 bis 30 Minuten sein, gerne natürlich länger.

Denken Sie an sich – aber auch an andere
»Fit im Team. Begeisterung steckt an, und ein bisschen Wettbewerb kann auch nicht schaden. Lassen Sie sich mitziehen!«

Die Intensität des Ausdauertrainings ist relativ niedrig, das heißt, Sie trainieren im unteren bis mittleren Bereich Ihrer maximalen Herzfrequenz. Dabei sollten Sie noch normal sprechen und atmen können. Es bedeutet also nicht, dass Ihnen beim Joggen vor lauter Anstrengung die Puste ausgehen soll.

Einsteiger überschätzen sich gern und starten mit einem viel zu hohen Tempo. Wenn Sie das Joggen nicht gewöhnt sind, gerade erst mit dem Training anfangen oder übergewichtig sind, beginnen Sie doch mit Power-Walking oder Radfahren. Das können Sie sowohl im Freien als auch im Fitnessstudio auf dem Laufband oder dem Fahrradergometer tun. Verabreden Sie sich statt zum Kaffeetrinken mit Ihrer Freundin zum Walken, oder gehen Sie schwimmen. Wichtig dabei ist immer, dass Sie über einen längeren Zeitraum hinweg kontinuierlich dieselbe Intensität beibehalten, also in Ihrem optimalen Pulsbereich trainieren. Dazu müssen Sie erst einmal Ihre maximale Herzfrequenz kennen, die vom Alter abhängig ist. Frauen subtrahieren von der Zahl 226 ihr Lebensalter, Männer von der Zahl 220. Das Herz einer Frau ist generell kleiner, sodass der Herzmuskel mehr Schläge braucht. Eine 40-jährige Frau hat beispielsweise eine maximale Herzfrequenz von 186 Schlägen pro Minute. Es ist das Maximum, aber nicht Ihr Trainingsziel! Sie sollten während der Ausdauereinheit etwa 70 Prozent Ihrer maximalen Herzfrequenz erreichen – für die 40-jährige Frau wären das also etwa 130 Schläge pro Minute.

Diese Berechnung ist keine exakte Methode, um die individuelle Leistungsfähigkeit zu ermitteln, das kann nur über eine professionelle medizinische Untersuchung geschehen. Sie bietet aber einen relativ guten Anhaltspunkt.

Bewegung

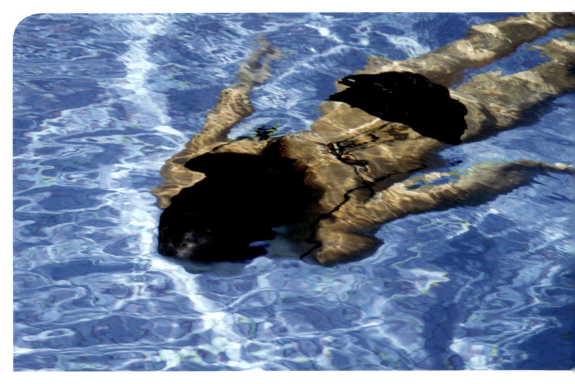

Zur Kontrolle Ihrer optimalen Herzfrequenz legen Sie sich am besten einen Herzfrequenzmesser mit Brustgurt zu, denn so müssen Sie Ihr Training nicht unterbrechen, um Ihren Puls zu kontrollieren.

Wenn Sie schon mehr Erfahrung beim Training haben und Ihren Körper bereits besser kennen, können Sie auf Ihr Körpergefühl »hören«. Die 40-jährige Frau beispielsweise sollte bei einer Herzfrequenz von 130 jederzeit noch problemlos sprechen und atmen können. Trotzdem sollte eine Anstrengung zu spüren sein, die Atmung ist leicht beschleunigt, der Körper erwärmt sich, und sie beginnt leicht zu schwitzen. In den Wochenplänen beziehen sich die Ausdauereinheiten mit leichter und mittlerer Intensität auf genau diesen Bereich. Achten Sie darauf, wie Sie sich während des Ausdauertrainings fühlen, hören Sie auf die Signale Ihres Körpers!

Was ist Intervalltraining?

Um das Training abwechslungsreich zu gestalten und den Körper immer wieder neu herauszufordern, wird in die Wochenpläne neben den Ausdauereinheiten bei leichter bis mittlerer Intensität ab der zweiten Woche ein Intervalltraining integriert. Beim Intervalltraining wechseln sich Phasen hoher und niedriger Intensität ab. Dadurch kann sich Ihr Körper langsam an eine höhere Intensität gewöhnen, ohne dass er gleich zu sehr beansprucht wird. Wenn ein Intervalltraining von 50 Minuten ansteht, wärmen Sie sich davon 10 Minuten lang mit niedriger Intensität auf, zum Beispiel mit Walken. In dieser Aufwärmphase liegt Ihr Puls wie bei den normalen Ausdauereinheiten bei etwa 70 Prozent Ihrer maximalen Herzfrequenz. Dann ziehen Sie das Tempo für 3 Minuten an, sodass Sie eine deutlich höhere Intensität spüren – Sie gehen also vom

B.FIT in 30 Tagen

Walken zum Joggen über. Danach wechseln Sie für 3 Minuten wieder in die niedrige Intensität zurück. Führen Sie so viele Intervalleinheiten aus, dass am Ende des Trainings noch 6 Minuten für das gemütliche Walken bleiben. Außer der Kombination von Walken und Joggen können bereits Trainierte auch mit dem Joggen beginnen und für die intensiven Intervalle bergauf laufen oder einen Sprint einlegen. Auf einem Hometrainer lässt sich die Intensität auch durch mehr Widerstand oder eine erhöhte Geschwindigkeit regulieren. Wenn Sie die Phasen des Intervalltrainings mit einem Herzfrequenzmesser kontrollieren, befinden Sie sich in der Phase mit niedriger Intensität bei circa 70 Prozent der maximalen Herzfrequenz, in der intensiven Phase mit hoher Intensität bei etwa 85 Prozent. Am Beispiel der 40-jährigen Frau würde sich der Puls in der intensiven Phase bei etwa 160 Schlägen pro Minute befinden. Das ist nicht einfach, aber dafür enorm effektiv, um die Intensität zu steigern, ohne den Körper zu sehr zu beanspruchen. Dadurch wird er gezwungen, sich immer wieder anzupassen, gleichzeitig wird der Stoffwechsel angekurbelt, und die Energieverbrennung ist nach dem Training noch für einige Zeit erhöht – auch im Ruhezustand.

Ein Ruhetag pro Woche

Ja, ausruhen ist wichtig! Die eigentliche Leistungsverbesserung tritt erst nach der Erholung beziehungsweise Regenerationsphase ein. Deshalb gönnen Sie sich unbedingt einen trainingsfreien Tag pro Woche. Da eine Intervalleinheit ziemlich anstrengend ist, folgen darauf Einheiten, die weniger intensiv sind. Der Körper braucht Zeit, um auf die intensiven Trainingsreize zu reagieren. Erst in der Erholungsphase können sich die Muskeln regenerieren und das Herz-Kreislauf-System wieder normalisieren. Zu wenig Erholungsphasen lassen die Leistungsfähigkeit des Körpers sinken, was sich negativ auf das gesamte Immunsystem auswirken kann. Das gilt für körperliche Anstrengungen ebenso wie für geistige. »Viel hilft viel« gilt also nicht immer. Genießen Sie daher Ihren trainingsfreien Tag und starten Sie danach voller Energie in die nächste Woche.

Grimassen schneiden und schöner werden

»Fitnesstraining gibt's auch fürs Gesicht. Damit lässt sich mit ein paar Minuten Aufwand zusätzlich zur allgemeinen Pflege die Haut vital halten. Die Muskeln werden auch hier gestärkt, und die Durchblutung verbessert sich. Denken Sie daran: Ihre Elastizität kann durch alle möglichen Bewegungen gefördert werden.

Vom Lachen bis zum Grimassenschneiden ist alles erlaubt. Auch Atemübungen und sanfte Massagen sind gut, um Spannungen und Verhärtungen zu lösen. Ein Tipp von der Autorin Helene Höfer: ›Legen Sie einen Korken zwischen die Lippen und ziehen Sie die Mundwinkel nach oben in Richtung Jochbein. Das stärkt die Muskeln nachhaltig.‹«

Bewegung

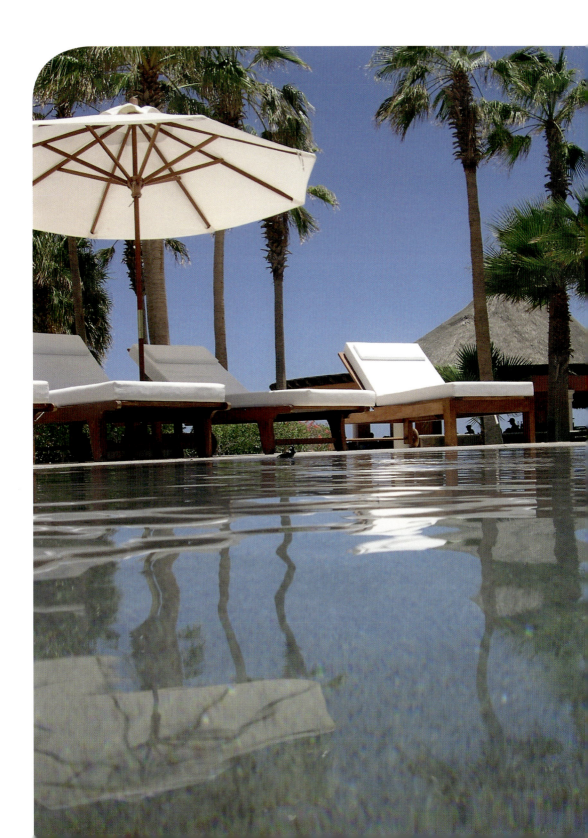

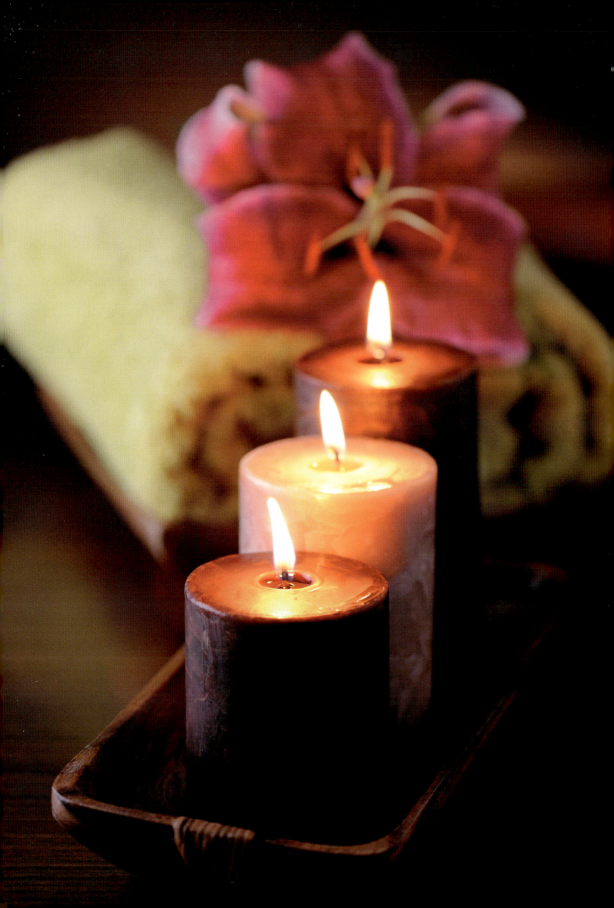

Erholung

In der Ruhe liegt die Kraft

Schlafen macht stark

Schlafen ist Erholung für Körper und Geist. Der Stoffwechsel läuft auf kleiner Flamme weiter, die Reparaturvorgänge dagegen laufen auf Hochtouren. Wenig Schlaf kann sogar zu Niedergeschlagenheit und schlimmstenfalls zu Depressionen führen – jedenfalls bei Menschen, die dazu neigen. Selbst die Haut regeneriert sich im Schlaf. Neue Zellen werden produziert, alte abgestoßen. Acht Stunden pro Nacht und ein möglichst regelmäßiger Schlaf-Wach-Rhythmus sind ideal.

Aktiv entspannen

Bevor es nun losgeht mit dem B.FIT-Programm, möchten wir Ihnen einige Entspannungstechniken vorstellen, die Ihr Fitnessprojekt optimal unterstützen. Es ist wichtig, dass Sie sich auch im Alltag immer wieder Auszeiten nehmen, in denen Sie entschleunigen und auftanken können. Qigong und Meditation sind hierfür ideal geeignet. Finden Sie heraus, welche Form der aktiven Erholung am besten zu Ihnen passt, und gönnen Sie sich immer mal wieder einen Kurzurlaub für Körper und Seele.

Mein Einschlafritual

»Trotz vieler Reisen und anstrengender Abendveranstaltungen sind mir Ruhephasen äußerst wichtig. Die Power daraus ist für mich unverzichtbar. Vor dem Einschlafen höre ich das Läuten der yogischen Glocken oder mache eine Lotusmeditation. Ich benutze meine Kopfhörer, um mich vollkommen abzuschotten. Natürlich ist bei mir der Fernseher im Schlafzimmer verboten. Und: Ich gehe immer erst zu Bett, wenn ich richtig müde bin. Ich habe keine feste Zeit. Jedoch: In aller Regel liege ich vor Mitternacht in meinem gemütlichen Bett. Kann ich mal schlecht einschlafen, stehe ich wieder auf und versuche es später nochmal von vorne mit dem Ritual.«

Manche der B.FIT-Übungen verlaufen auch ganz bewusst *slow*, um Sie darauf zu fixieren. Diese Übungen müssen konzentriert mit viel Innerlichkeit ausgeführt werden. Ruhe hilft hier, seine Kräfte zu sammeln. Dafür müssen Sie nicht asketisch werden und sich unter einen Baum setzen und schon gar nicht religiös sein. Sie brauchen auch keine besondere Kleidung, sondern nur sich selbst. Alles geht spielerisch und locker vor sich. Eigentlich so, wie das Leben sein sollte. Im ruhigen Fluss. Liebevolles zu denken, das ist nicht nur erlaubt, sondern ausdrücklich erwünscht.

Aber bedenken Sie: Nur was tatsächlich gut in Ihren Tag passt, sollten Sie sich vornehmen. Dass Sie Ihr Leben komplett umstellen, ist nicht erforderlich. Machen Sie immer kleine Schritte und vergessen Sie nicht, sich immer mal wieder von dem, was um Sie herum ist, zu lösen.

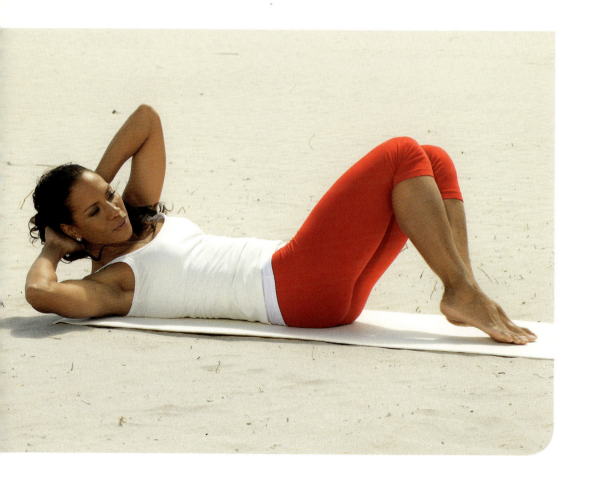

Erholung

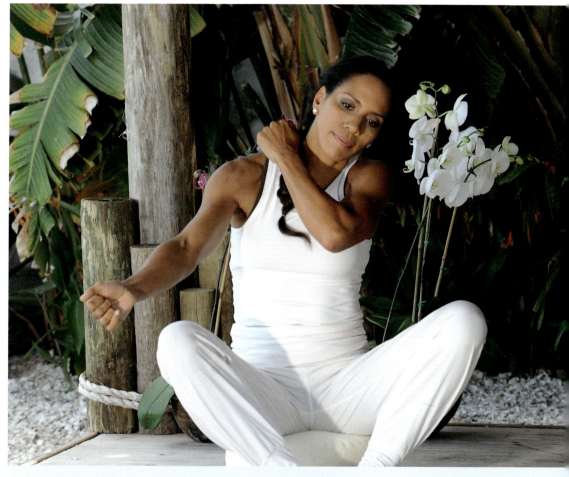

Meine liebsten Qigong-Übungen

»Typisch für Qigong ist, dass jeden Morgen eine Körpermassage vorgesehen ist. Ich klopfe dabei auf verschiedene Körperstellen und folge einer gedachten Linie von oben bis unten und in einem bestimmten Rhythmus vom Kopf bis zu den Füßen. Ich werde mir so meines Körpers bewusst. Dieses Kraftklopfen gehört zum Morgen-Qigong, um gestärkt in den Tag zu kommen. Die Abend-Qigong-Techniken eignen sich hervorragend, um besser einschlafen zu können. Denn viele Menschen haben Schlafprobleme und können am Ende des Tages schlecht ›runterkommen‹. Sie können nicht mehr abschalten, weil das Leben so vollgepackt und hektisch geworden ist. Drei, vier *electronical babies* hat ja mittlerweile jeder in greifbarer Nähe. Alle sind ständig auf Sendung oder Empfang. Qigong hilft hier besonders effizient. Wenn Sie Lust haben, Qigong auszuprobieren, können Sie das gerne mit meiner neuen Qigong-DVD *Qigong mit Barbara Becker und Master Peng* tun.«

Qigong: Energien über Energien

Chi kommt aus der daoistischen Lehre und heißt übersetzt so viel wie »Lebenskraft« oder »Energie«. Damit Leben entsteht, muss das Chi im Körper des Menschen fließen und sich verteilen. Gong bedeutet »Übung« oder »Arbeit«. Beim Qigong soll die Energie also durch verschiedene Übungen gezielt an bestimmte Stellen des Körpers geleitet werden. Diese Übungen haben in China eine mehr als zweitausendjährige Tradition und bilden eine Säule der Traditionellen Chinesischen Medizin (TCM).

Beim Qigong sollen Bewegung und Atmung in Einklang gebracht und der Mensch in einen meditativen Zustand versetzt werden. Neben einer speziellen Atemtechnik wird die Meditation auch durch bestimmte gedankliche Vorstellungen erreicht. Die Übungen werden entweder in Bewegung oder in Ruhe durchgeführt, was dem Prinzip von Yin und Yang entspricht, in dem polare Kräfte wie Spannung und Entspannung ins Gleichgewicht gebracht werden. Ziel der relativ leicht zu erlernenden Übungen ist die Stärkung der Lebensenergie.

Das Grundprinzip lautet: Erst ist man in Bewegung, und dann legt man sich hin, um nachzuspüren. Der ganze Körper ist mit Energie aufgeladen. So ist es beim Yoga, aber auch beim Qigong. Nur dass die Bewegungen anders verlaufen und dann sofort der entscheidende Moment folgt, an dem man schon etwas spürt. In der Bewegung bemerkt man bereits die neue, geballte Energie. Alles ist fließender als beim Yoga. Und Qigong ist wirklich für jeden geeignet: auch für die, die kein Yoga machen dürfen, weil sie Rückenprobleme oder Schwierigkeiten mit Gelenken haben.

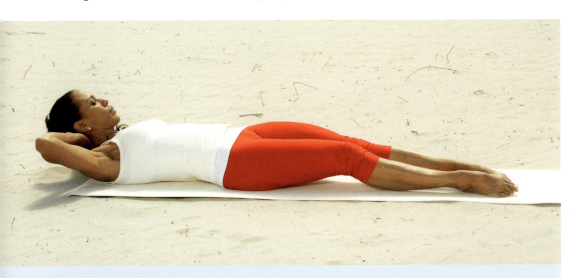

Richtig atmen

»Ich verrate Ihnen meine Atem-Basisübung: Legen Sie sich auf den Boden, die Arme sind locker neben dem Körper oder hinter dem Kopf positioniert. Alle Körperteile sind ganz entspannt und locker. Machen Sie die Augen zu und atmen Sie ein paar Mal ganz tief durch. Alle Körperteile sind weiterhin ganz entspannt und locker. Dann durch die Nase in den Bauch atmen und ganz langsam durch den Mund vollständig wieder ausatmen. Mein Tipp: Am Anfang ist es gut, sich etwas auf den Bauch zu legen, damit Sie spüren, dass Sie richtig in die Körpermitte atmen.«

Erholung

Meditation

Manche Menschen haben Angst vor der Meditation und davor, ganz bei sich zu sein. Das heißt, vor der Begegnung mit sich selbst. Um Gelassenheit zu üben, ist es allerdings wichtig, immer wieder in sich hineinzuhören und loszulassen zu können.

One hundred breaths (»hundert Atemzüge«) ist eine einfache und gute Technik, um seine Kräfte zu bündeln, wenn's mal eng wird – etwa vor einer beruflichen Herausforderung oder einem wichtigen Gespräch. Dreißig Atemzüge reichen oftmals schon. Das richtige Ausatmen ist dabei das Wichtigste. Seltsamerweise halten wir in Stresssituationen unseren Atem an, statt ihn fließen zu lassen und uns so mit Sauerstoff zu versorgen. Ausatmen und dabei loslassen ist ganz wichtig. Atmen Sie immer ganz aus.

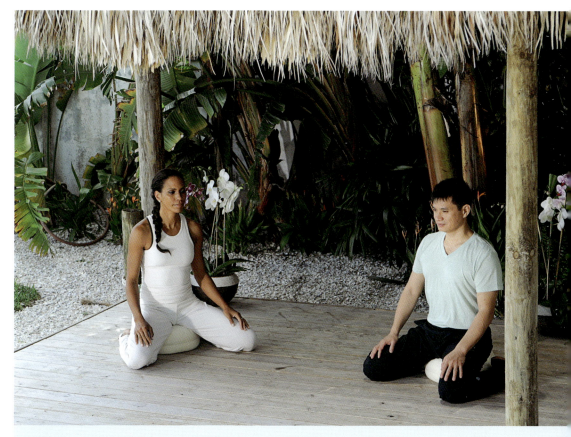

Einfach mal abschalten

»Meditation spielt in meinem Leben eine große Rolle. Anspannung und Entspannung lassen mich meinen Körper und mich selbst spüren. Körper, Geist und Seele sind eins für mich und nicht voneinander zu trennen.
Oft meditiere ich auch mit meinen Kindern. Wir hören uns dabei das Läuten der yogischen Glocken an oder machen die Lotusmeditation nach meiner Qigong-DVD. Manchmal lauschen wir nur der Musik, atmen und liegen dabei flach auf dem Boden.«

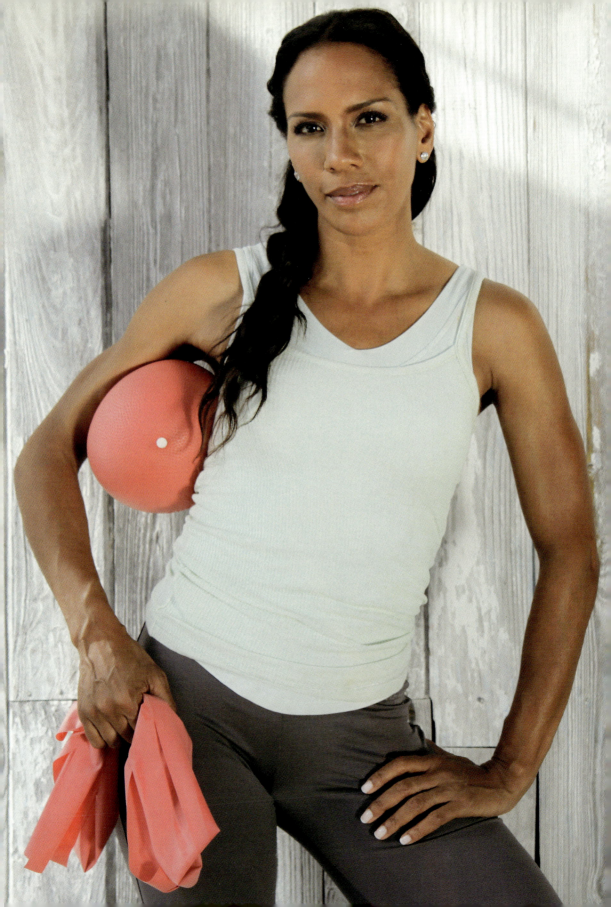

Das Warm-up

Richtig aufwärmen

Das Warm-up ist unverzichtbarer Bestandteil jedes Trainings. Beginnen Sie Ihr B.FIT-Programm immer mit einer gründlichen Erwärmung und planen Sie dafür wenigstens fünf Minuten ein. So bereiten Sie Ihren Körper optimal auf die sportliche Belastung vor, schützen ihn damit vor Verletzungen und trainieren viel effektiver. In der Warm-up-Phase bringen Sie sich quasi auf Betriebstemperatur: Die wichtigsten Gelenke werden bewegt, und die verbesserte Durchblutung macht Ihre Muskulatur leistungsfähiger. Das Aufwärmen ist aber auch ein Ritual, mit dem Sie sich mental auf Ihr Fitnessprogramm einstimmen – ein sanfter Übergang vom Alltag zum Training oder auch vom Aufstehen zum Wachwerden.

In diesem Kapitel stellen wir Ihnen drei komplette Warm-ups vor, unter denen Sie jeweils auswählen können. Möchten Sie stattdessen lieber fünf Minuten seilspringen oder joggen, dürfen Sie das gerne tun – es ist allerdings etwas anstrengender. Sie können aber auch ganz einfach Ihre Lieblingsmusik einschalten und auf der Stelle hüpfen, springen oder tanzen. Und selbst für stressige Tage gibt es eine praktische Alternative: Erledigen Sie kleinere Besorgungen einmal zu Fuß und nutzen Sie den Rückweg für eine Runde Power-Walking.

MEIN TIPP

Ganz gleich, welche Variante des Warm-ups Sie wählen, wichtig ist nur, dass Sie sich spürbar aufwärmen und Ihre Muskeln und Gelenke mobilisieren, sich aber nicht schon völlig verausgaben.

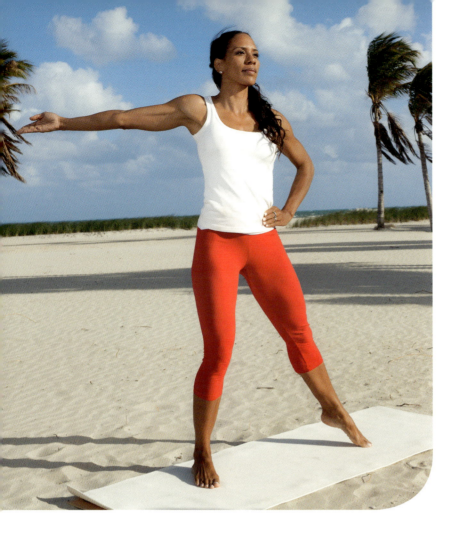

Warm-up 1

Für das erste Warm-up benötigen Sie keinerlei Hilfsmittel. Die vielen unterschiedlichen Armbewegungen mobilisieren Ihre Schultergelenke, was Sie deutlich spüren werden. Wenn Sie häufig unter Verspannungen im Nackenbereich leiden, wird Ihnen dieses Warm-up besonders guttun. Gleichzeitig können Sie die Wirkung des Aufwärmprogramms sogar noch steigern, indem Sie die Beinbewegungen möglichst raumgreifend ausführen. Machen Sie große Schritte zur Seite und gehen Sie weit nach unten und oben. Spüren Sie, wie Ihr Körper warm wird und sich startklar macht für das Training!

Warm-up 1

Ausgangsposition: Grätsche

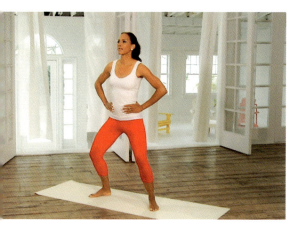

Sie beginnen im Stand mit möglichst weit gegrätschten Beinen und leicht gebeugten Knien. Die Hände legen Sie an Ihre Taille, die Knie und Füße sind leicht nach außen gedreht.

Side to Side

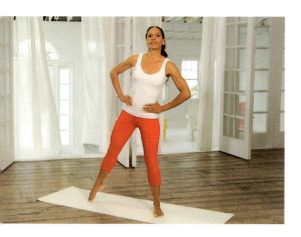
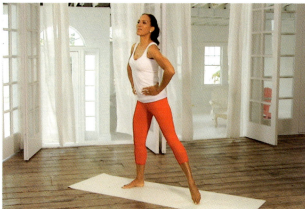

Verlagern Sie Ihr Gewicht dynamisch von einem Bein auf das andere: Wenn Sie sich über die Mitte bewegen, beugen Sie die Knie und gehen Sie tief, zur Seite hin. Strecken Sie die Beine wieder. Liegt das Gewicht auf dem linken Bein, tippen Sie mit der rechten Fußspitze auf den Boden, stehen Sie auf dem rechten Bein, tippen Sie mit links auf. Die Bewegung 20 Mal zu jeder Seite ausführen.

Side to Side mit Armschwingen

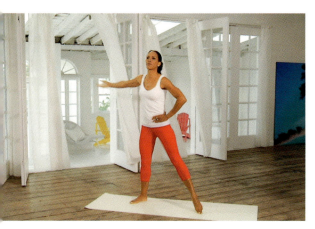
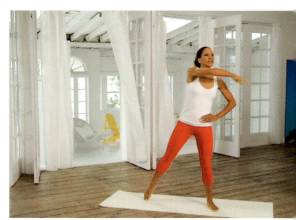

Jetzt kommen auch Ihre Arme zum Einsatz: Strecken Sie den rechten Arm auf Schulterhöhe zur Seite aus, wenn Sie das Gewicht nach rechts verlagern, und ziehen Sie ihn vor den Körper nach links, wenn Sie auf dem linken Bein stehen. 20 Wiederholungen.

Dann erweitern Sie die Bewegung und schwingen den Arm vor dem Körper mit, als wollten Sie eine quer liegende 8 in die Luft zeichnen. 10 Wiederholungen. Nun wiederholen Sie beide Übungsvarianten mit dem linken Arm.

Side to Side mit Armheben

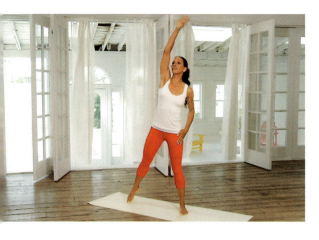
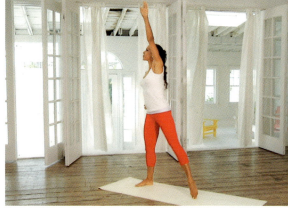

Legen Sie die Hände zu Beginn der Übung wieder kurz an die Taille. Die Beinbewegung bleibt gleich, aber Sie strecken nun abwechselnd einen Arm zur Decke – und zwar auf der Seite, auf der auch Ihr Fuß auftippt. 10 Wiederholungen pro Seite.

Warm-up 1

Step Touch

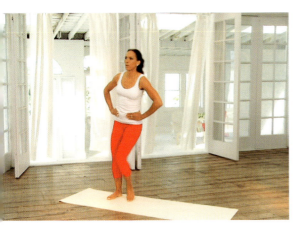 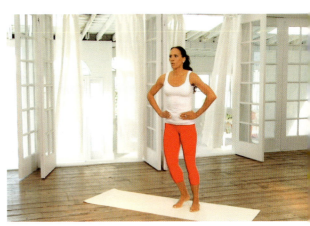

Bei dieser Übung ändert sich Ihre Beinbewegung: Sie verlagern das Gewicht wieder auf ein Bein, ziehen das andere Bein aber sogleich heran und tippen mit der Fußspitze neben dem Standbein auf den Boden. Diese Schritt-Tipp-Bewegung 20 Mal zu jeder Seite ausführen.

Step Touch und Knieheben

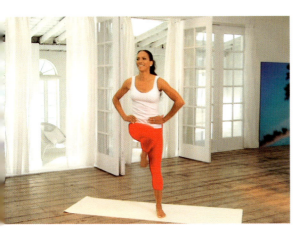 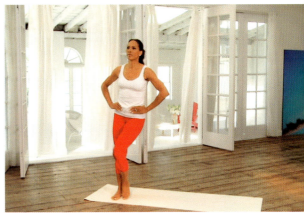

Jetzt kombinieren Sie Step Touch und Knieheben: Wenn Sie mit dem linken Bein zur Seite gehen, ziehen Sie Ihr rechtes Knie nach oben, statt den Fuß auf den Boden zu tippen. Zur anderen Seite führen Sie einen normalen Step Touch aus: Wenn Sie sich nach rechts bewegen, tippt der linke Fuß auf den Boden. Nach 15 Wiederholungen wechseln Sie die Seite und führen die Übung mit Heben des linken Knies aus.

Knieheben und Kniebeuge

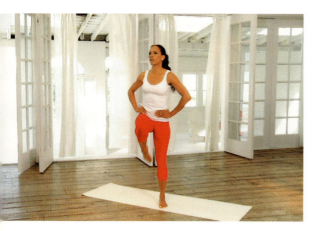 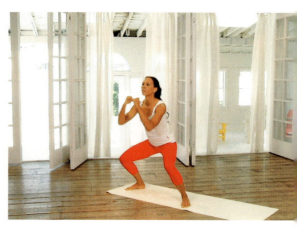

Bei dieser Übungsvariante ziehen Sie wie zuvor das rechte Knie nach oben, gehen aus dieser Position aber direkt in die tiefe Kniebeuge. Grätschen Sie Ihre Beine dabei möglichst weit und drehen Sie Knie und Füße leicht nach außen. Die Arme schwingen locker mit nach vorne. Wiederholen Sie diesen Ablauf 15 Mal und achten Sie stets darauf, dass Knie und Füße nach außen zeigen und die Knie immer hinter den Fußspitzen bleiben. Dann wechseln Sie die Seite.

Grätsche mit Brustkorböffnung

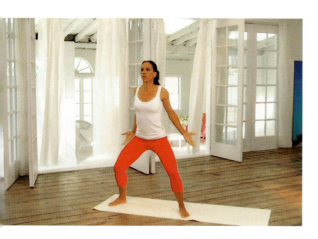 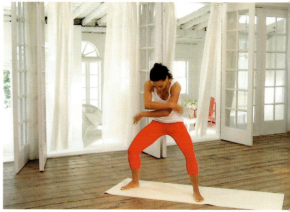

Gehen Sie ein weiteres Mal in die Kniebeuge und konzentrieren Sie sich nun auf Ihren Oberkörper. Ziehen Sie die Schultern nach vorne, kreuzen Sie dabei Ihre Arme vor dem Körper, und machen Sie den Rücken lang und rund. Dann wieder aufrichten, die Schultern zurücknehmen und die Arme öffnen. 15 Wiederholungen.
Lockern Sie Arme und Beine einmal durch, und Sie sind bereit für Ihr Training!

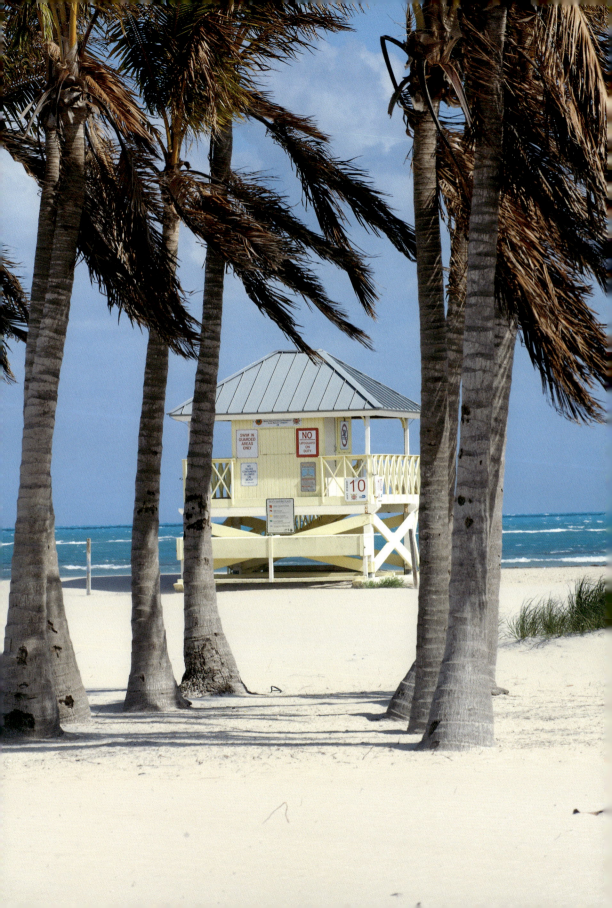

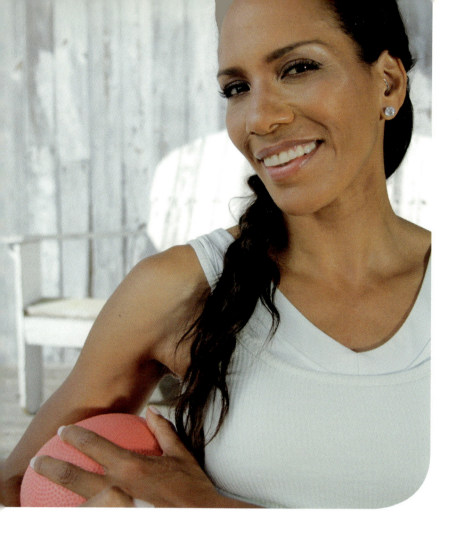

Warm-up 2
mit Ball

Für das zweite Warm-up benutzen Sie den Ball. Halten Sie ihn mit den Händen fest, ohne sich zu verkrampfen, und gewöhnen Sie sich an die Oberflächenstruktur des Balls. Ihre Armbewegungen werden von dem Ball in Ihren Händen angeführt, und auch den Beinbewegungen vermittelt er Orientierung. Wenn Sie zum Beispiel Ihr Knie bis zum Ball anheben sollen, ziehen Sie es automatisch hoch genug. Der Ball hilft also, Ihre Aufwärmbewegungen kraftvoll und präzise durchzuführen. Dadurch wird Ihr Kreislauf enorm angeregt, und Sie sind bald bereit für das Training!

Warm-up 2 mit Ball

Ausgangsposition: Grätsche mit Ball vor dem Bauch

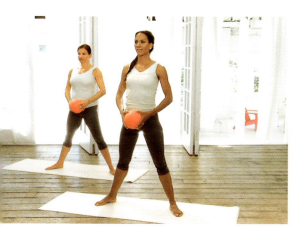

Stellen Sie sich mit weit gegrätschten Beinen hin und halten Sie den Ball mit beiden Händen vor dem Körper. Ihre Knie und Füße sind leicht auswärts gedreht.

Beine hinten kreuzen

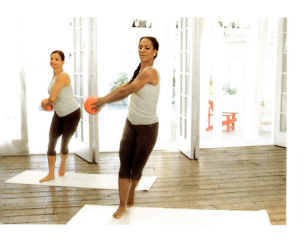
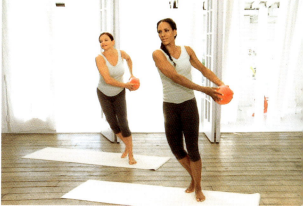

Beginnen Sie Ihre Beine abwechselnd nach hinten zu kreuzen. Die Übung ist dynamisch. Beugen Sie Ihre Knie und gehen Sie leicht tief, wenn Sie sich über die Mitte bewegen, um die Seite zu wechseln. Den Ball führen Sie gleichmäßig von einer Seite zur anderen mit. Wiederholen Sie den Ablauf 20 Mal zu jeder Seite.

Knieheben seitlich

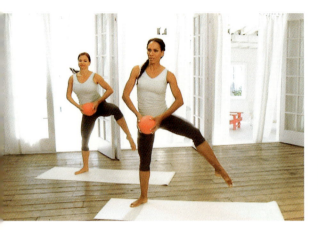 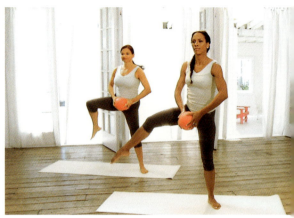

Gehen Sie jetzt dazu über, Ihre Knie im Wechsel zur Seite anzuheben. Den Ball halten Sie dabei tief vor dem Körper. Auch diese Variante 20 Mal zu jeder Seite ausführen.

Knieheben mit Ball

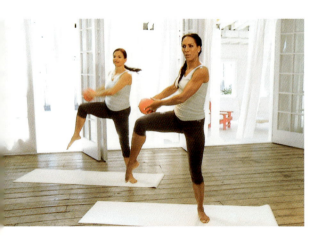 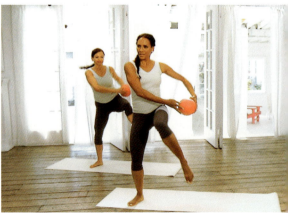

Das Knieheben fortsetzen und nun den Ball für weitere 20 Wiederholungen mit zur Seite des angehobenen Knies bewegen.

Knieheben mit Ball rechts und links

Sie stehen fest auf dem linken Fuß und arbeiten synchron mit Ihrem rechten Bein und dem Ball: Ziehen Sie das rechte Knie hoch und rotieren Sie den Ball zur Seite. Dann das Knie wieder strecken, mit dem Fuß auf den Boden tippen und den Ball dabei vor den Körper führen.
Nach 20 Wiederholungen wechseln Sie die Seite und führen die Übung mit dem linken Bein aus.

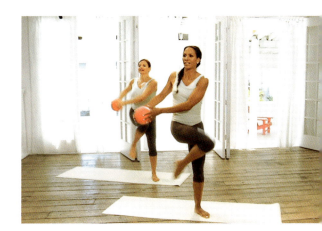

Gegrätschte Kniebeuge mit Ballheben

Zum Schluss bleiben Sie mit weit gegrätschten Beinen stehen, gehen tief in die Kniebeuge und heben gleichzeitig den Ball über den Kopf. Dann die Knie wieder strecken und dabei die Arme senken.
15 Wiederholungen – und schon haben Sie es geschafft: Das Training kann beginnen!

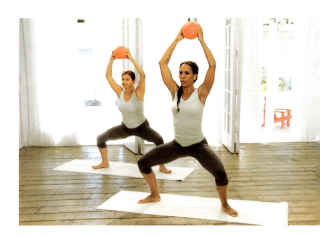

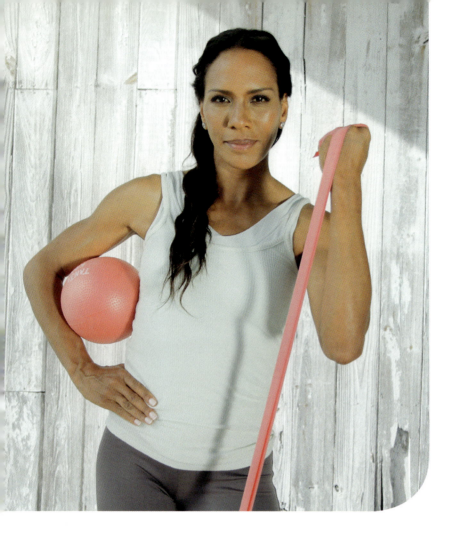

Warm-up 3
mit Band

Im dritten Warm-up setzen Sie das Band ein, das Sie aber im Unterschied zu den Kräftigungsübungen nur leicht gespannt halten. Achten Sie darauf, dass Ihre Handflächen stets nach hinten und oben gerichtet sind – das beeinflusst die Position Ihrer Schultern. Die Schultern sollten auch schon beim Aufwärmen nach unten und leicht nach hinten gezogen werden. So wird der Brustkorb geöffnet und der Schultergürtel mobilisiert. Auf diese Weise wirkt sich das Warm-up positiv auf Ihre Haltung aus, und der Schultergürtel wird optimal auf die folgende Trainingseinheit vorbereitet.

Ausgangsposition: Grätsche mit Band vor der Brust

Stellen Sie sich aufrecht hin, mit weit gegrätschten Beinen, und beugen Sie leicht Ihre Knie. Fassen Sie nun das Band mit beiden Händen und halten Sie es während der gesamten Erwärmung leicht gespannt vor Ihrem Körper. Zu Beginn befindet sich das Band waagerecht auf Brusthöhe, Ihre Handflächen zeigen dabei nach oben.

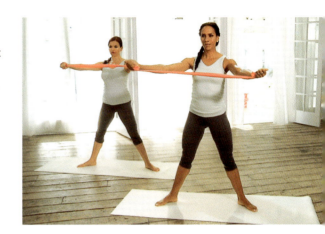

Gegrätschte Kniebeuge mit Bandheben

Gehen Sie in die Kniebeuge, heben Sie dabei Ihre Arme und das gespannte Band über den Kopf. Beim Strecken der Beine senken Sie die Arme wieder ab. Wiederholen Sie diese Übung 15 Mal.

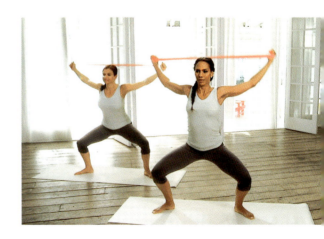

Side to Side mit Band vorne

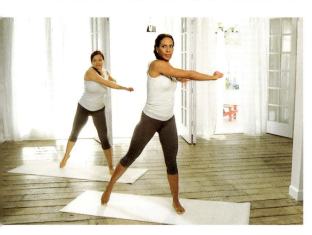 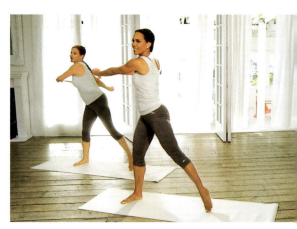

Verlagern Sie Ihr Gewicht im Wechsel von einem Bein auf das andere, der freie Fuß tippt dabei immer auf den Boden. In der Mitte der Bewegung beugen Sie die Knie und gehen tief hinunter, zur Seite kommen Sie wieder nach oben. Die Bewegung 20 Mal zu jeder Seite ausführen, dabei das Band dynamisch mitnehmen.

Side to Side mit Band hinten

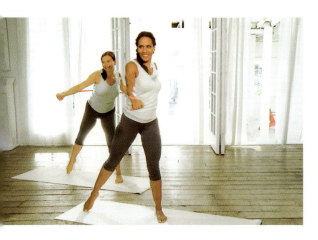 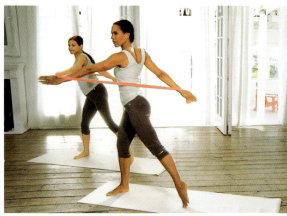

Die Beinbewegung bleibt gleich, jetzt führen Sie das Band aber hinter dem Rücken entlang. Bewegen Sie Ihre Arme aktiv mit: Wenn Sie mit dem rechten Fuß auftippen, ziehen Sie auch das Band nach rechts und umgekehrt. 20 Wiederholungen zu jeder Seite.

Warm-up 3 mit Band

Knieheben mit Band zum Knie

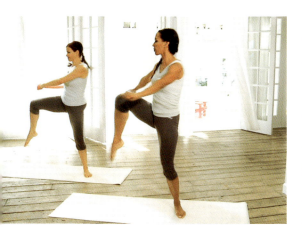 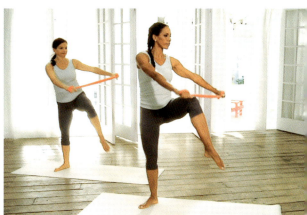

In der Startposition halten Sie das Band mit ausgestreckten Armen auf Brusthöhe vor sich. Jetzt variieren Sie die Beinbewegung und ziehen jeweils ein Knie hoch, anstatt mit dem Fuß aufzutippen. Wenn Ihr Knie nach oben geht, senken Sie die Arme bis auf Hüfthöhe ab und berühren das Band mit dem Knie. Wiederholen Sie die Bewegung 20 Mal abwechselnd zu jeder Seite.

Gegrätschte Kniebeuge mit Bandheben

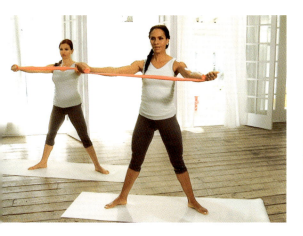 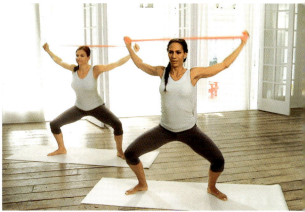

Bleiben Sie für die letzte Übung in der Grätsche. Absolvieren Sie nochmals 10 tiefe Kniebeugen, bei denen Sie das Band mit großem Bewegungsradius auf und ab bewegen.

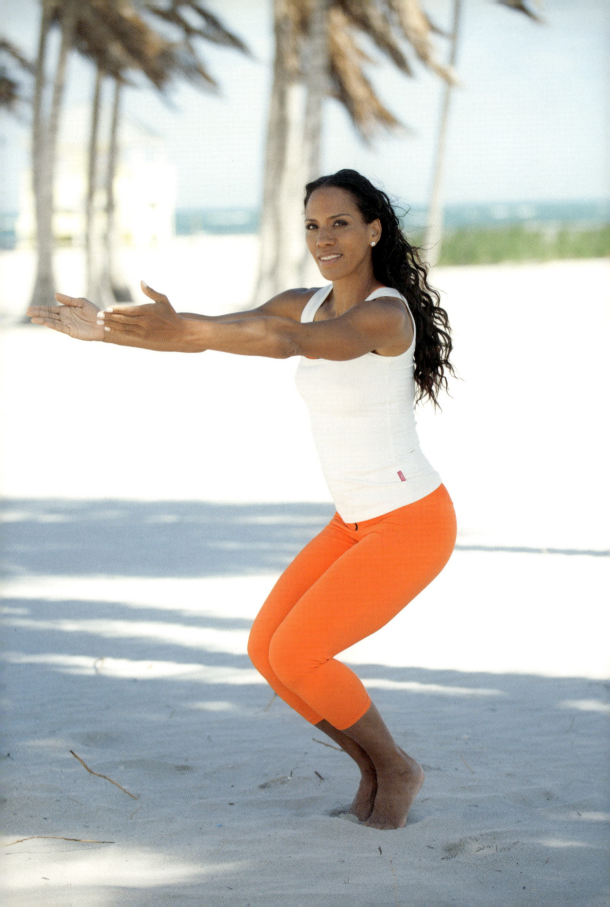

Die Übungen

Fünf Workouts
zur Kräftigung

Nach dem Warm-up sind Sie bereit für Ihr Training. *B.FIT in 30 Tagen* umfasst fünf verschiedene Kräftigungsworkouts – Step one bis Step five:, die auf den folgenden Seiten präsentiert werden.

Jeder Step hat ausgewählte Muskelgruppen als Schwerpunkt. Die Übungen sind so zusammengestellt, dass vor allem die betreffenden Muskelgruppen, zugleich aber der ganze Körper trainiert werden. Bevor Sie einen Step zum ersten Mal ausführen, sollten Sie alle Übungsbeschreibungen genau durchlesen und sich die Fotos dazu anschauen. So wird Ihnen das erste Training leichter fallen. Gerne können Sie auch mit den beiden B.FIT-DVDs trainieren, die alle fünf Workouts enthalten.

Führen Sie die Übungen kontrolliert, in gleichmäßigem Tempo und – wenn möglich – ohne größere Pausen durch, denn nur so halten Sie Ihren Stoffwechsel und Ihre Herzfrequenz auf Touren. Die angegebenen Wiederholungszahlen sind Mittelwerte. Je nach Ihrem Fitnesslevel können Sie sie nach oben oder unten anpassen. Denken Sie aber daran, dass Sie nur dann effektiv trainieren, wenn Sie das Maximum aus sich herausholen! Halten Sie sich an die angegebenen Übungsvarianten, wenn Ihnen die Übungen anfangs noch sehr schwerfallen.

Achten Sie besonders auf die Hinweise in den »Wichtig!«-Kästen bei jeder Übung. Die korrekte Ausführung ist das A und O.

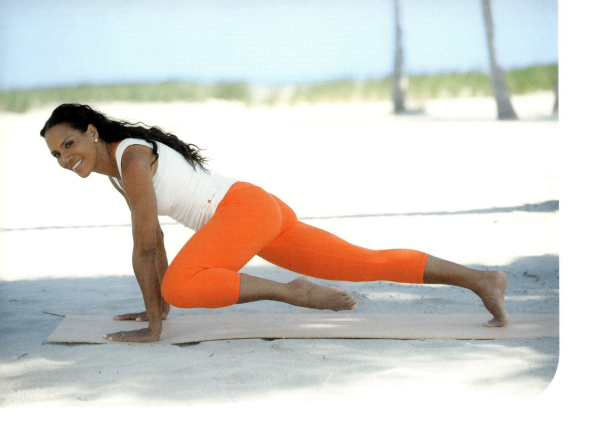

Step one:
Beine und Po

Das Training der Beine und des Pos ist aus mehreren Gründen besonders wichtig: Zum einen sind dies die größten Muskeln des Körpers; indem wir sie bewegen, kann der Stoffwechsel am effektivsten angeregt werden. Zum anderen geben sie den Knien Schutz und positionieren die Hüfte. Ganz gleich, ob Sie sich nur im Alltag bewegen oder bei sportlichen Aktivitäten wie Power-Walking, Bergwandern und Joggen durchstarten – die Muskulatur des Unterkörpers spielt immer eine entscheidende Rolle. Und nicht zuletzt sind gut trainierte Beine und ein knackiger Po doch immer ein schöner Anblick.

Das folgende Programm ist so konzipiert, dass der Schwerpunkt auf den Beinen und dem Po liegt, aber gleichzeitig der gesamte Körper trainiert wird. Wenn wir uns bewegen, müssen wir in der Lage sein, verschiedene Muskeln miteinander zu koordinieren. Daher werden die Übungen auch in den unterschiedlichsten Positionen ausgeführt und fordern Ihren vollen Einsatz. Auf diese Weise erzielen Sie das beste Ergebnis für Ihre Beine und Ihren Po. Rufen Sie sich das in Erinnerung, wenn das Training sehr anstrengend ist und Sie am liebsten aufhören würden!

Zu allen Übungen bieten wir Ihnen auch eine leichtere Variante, die sich besonders für den Einstieg empfiehlt. Wärmen Sie sich vor dem Training stets mit einem der drei Warm-ups aus diesem Buch auf oder nutzen Sie eine der anderen Ideen zum Aufwärmen. Achten Sie bei diesem Programm vor allem auf die korrekte Ausrichtung Ihrer Knie!

Step one: Beine und Po

01 Grätsche

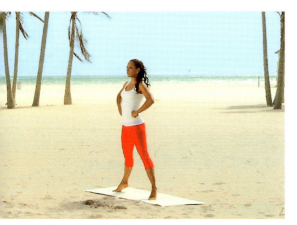
Ausgangsposition

Ausgangsposition
Sie beginnen im Stand mit möglichst weit gegrätschten Beinen. Ihre Knie und Füße sind leicht nach außen gedreht, der Oberkörper ist aufrecht. Lösen Sie vorsichtig die Fersen vom Boden und balancieren Sie sich auf Ihren Zehen und Fußballen aus.

Bewegung
Beugen Sie die Knie und senken Sie den Po nach hinten unten ab, bis er sich etwa auf Kniehöhe befindet. Dann strecken Sie Ihre Knie wieder und kehren in die Startposition zurück. Die Fersen bleiben dabei immer vom Boden abgehoben.

Beginnen Sie mit 20 Wiederholungen über den gesamten Bewegungsumfang. Im Anschluss gehen Sie ein weiteres Mal in die Kniebeuge und führen 20 kleine Auf-und-ab-Bewegungen aus, bei denen Sie die Knie jeweils leicht nach außen drücken.

Variante
Wenn Ihnen die Balance noch sehr schwerfällt, können Sie die Übung auch mit den Fersen am Boden absolvieren.

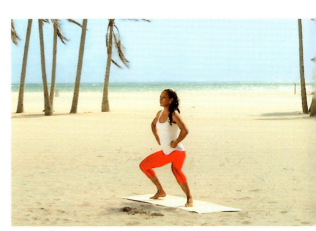
Bewegung

Ihre Knie sollten immer nach außen zeigen und sich beim Absenken nicht über die Fußspitzen hinausbewegen. Der Oberkörper bleibt so aufrecht wie möglich.

02 Gekreuzte Kniebeuge

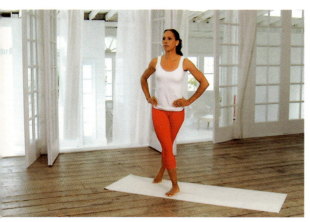

Ausgangsposition

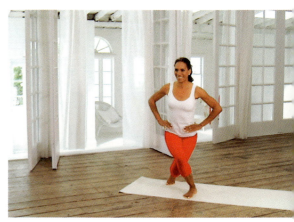

Bewegung

Ausgangsposition
Kreuzen Sie Ihr linkes Bein hinter dem rechten. Die linke Ferse hat keinen Kontakt zum Boden, beide Hüften werden nach vorne geschoben.

Bewegung
Beugen Sie beide Beine und gehen Sie in die Tiefe, bis das hintere Knie fast den Boden berührt. Schieben Sie dabei das vordere Knie nicht über Ihre Fußspitze hinaus. Dann strecken Sie die Beine wieder und richten sich auf.
Wiederholen Sie diesen Ablauf 15 Mal mit möglichst großem Bewegungsumfang. Bleiben Sie dann in der tiefen Position und führen Sie 15 kleine, pulsierende Auf-und-ab-Bewegungen aus. Anschließend kreuzen Sie Ihr linkes Bein hinter dem rechten und wiederholen die Übung zur anderen Seite.

Variante
Die Übung wird leichter, wenn Sie mit Ihrem hinteren Knie nur ein kleines Stück nach unten gehen.

Spannen Sie den Bauch an und achten Sie vor allem beim hinteren Bein darauf, dass Sie die Hüfte nach vorne schieben. So wird der Po erst richtig gefordert.

Step one: Beine und Po

03 Kniebeuge

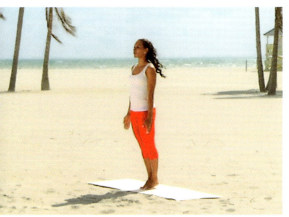
Ausgangsposition

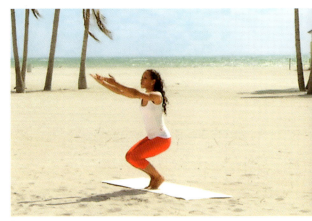
Bewegung

Ausgangsposition
Sie stehen aufrecht, Ihre Füße sind geschlossen und die Fersen vom Boden gelöst. Drücken Sie die Knie und Knöchel fest zusammen und finden Sie die Balance auf Ihren Zehen und Fußballen.

Bewegung
Beugen Sie die Knie und schieben Sie den Po nach hinten. Führen Sie dabei die Arme gestreckt nach vorne, um die Bewegung zu unterstützen und das Gleichgewicht zu halten. Dann wieder die Knie strecken und die Arme dabei an den Körper heranführen. Wiederholen Sie diesen Ablauf 20 Mal und beenden Sie die Übung mit 20 kleinen, pulsierenden Auf-und-ab-Bewegungen in der tiefen Position.

Variante
Wer anfangs noch Probleme mit der Standposition hat, kann die Übung zunächst mit den Fersen auf dem Boden ausführen.

Fokussieren Sie einen festen Punkt mit den Augen – das hilft Ihnen, in der Balance zu bleiben. Richten Sie Ihr Brustbein auf, indem Sie die Schultern zurücknehmen, und lassen Sie diese während der Übung stets unten.

04 Stütz mit Kniewechsel

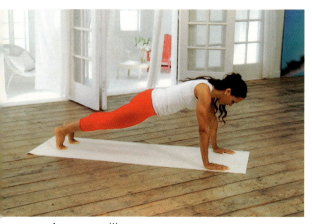
Ausgangsposition

Ausgangsposition
Gehen Sie in die Liegestützposition, Arme und Beine sind gestreckt, die Hände unter den Schultern und die Beine leicht geöffnet. Der Bauch ist fest angespannt und der Nacken lang.

Bewegung
Ziehen Sie abwechselnd die Knie nach vorne – das linke Knie zum linken Unterarm, das rechte Knie zum rechten Unterarm. Das Becken darf sich dabei ein wenig mitbewegen, solange Sie die Spannung in der Körpermitte nicht verlieren. Die Arme bleiben immer gestreckt.
Wiederholen Sie die Bewegung 8 Mal mit jedem Bein.

Variante
Der Stütz ist etwas einfacher, wenn Sie Ihre Hände leicht erhöht positionieren, z.B. auf einer Couchlehne oder einem anderen standfesten Gegenstand.

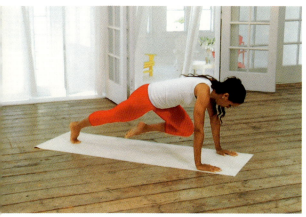
Bewegung

WICHTIG! Diese Übung ist eine Herausforderung für den ganzen Körper! Bleiben Sie im Schultergürtel stabil, indem Sie die Schulterblätter nach unten ziehen. Der Bauch muss stets angespannt sein.

Step one: Beine und Po

05 Pobeuge

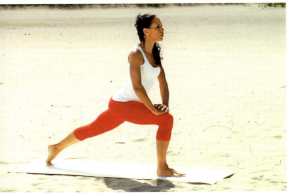
Ausgangsposition

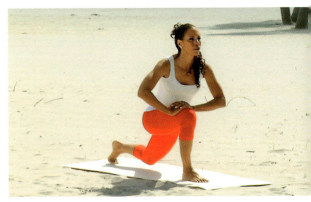
Bewegung 1

Ausgangsposition
Machen Sie mit dem rechten Fuß einen großen Ausfallschritt nach vorne. Das linke Bein berührt nur mit den Zehen den Boden. Ihr Gewicht ruht auf dem vorderen Bein, der Oberkörper ist vorgeneigt. Für den Einstieg können Sie sich mit den Händen auf dem Oberschenkel abstützen.

Bewegung
Beugen Sie beide Knie und senken Sie sich ab, bis sich der Oberschenkel des vorderen Beins parallel zum Boden befindet. Nun setzen Sie ganz bewusst Ihre Pomuskulatur ein, um sich wieder nach oben zu drücken. 15 Wiederholungen. (Bewegung 1)

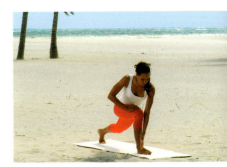
Bewegung 2

Für eine Übungsvariante bleiben Sie nun in der tiefen Position und berühren mit dem linken Arm die Außenseite Ihres rechten Fußes. (Bewegung 2)
Heben Sie den Arm dann in fließender Bewegung diagonal nach links oben an. Folgen Sie Ihrer Hand mit den Augen. 15 Wiederholungen. (Bewegung 3)
Im Anschluss wechseln Sie die Seite und führen beide Übungen mit dem linken Fuß vorne aus.

Variante
Fortgeschrittene halten die Arme neben dem Körper.

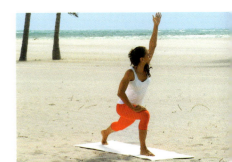
Bewegung 3

Der Oberkörper muss immer vorgebeugt bleiben, damit der Po effektiv trainiert wird. Achten Sie auf Ihr vorderes Knie. Es sollte immer hinter der Fußspitze bleiben.

B.FIT in 30 Tagen

06 Stütz mit Kniebewegung

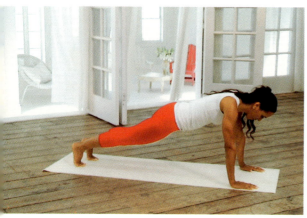

Ausgangsposition

Ausgangsposition
Gehen Sie in die Liegestützposition, Arme und Beine sind gestreckt, die Hände unter den Schultern und die Beine leicht geöffnet. Der Bauch ist fest nach innen gezogen und der Nacken lang.

Bewegung
Ziehen Sie 10 Mal das linke Knie zum linken Unterarm und führen Sie das Bein dann wieder zurück, ohne den Fuß hinten abzusetzen. Die Bewegung soll aus der Körpermitte kommen. Das Becken darf sich etwas nach unten und oben mitbewegen, die Arme bleiben dabei gestreckt. Dann wechseln Sie die Seite und führen 10 Wiederholungen mit dem rechten Bein aus.

Variante
Um sich die Übung etwas leichter zu machen, ändern Sie die Ausgangsposition in den Frauenliegestütz ab und lassen während der Übung immer ein Knie auf dem Boden.

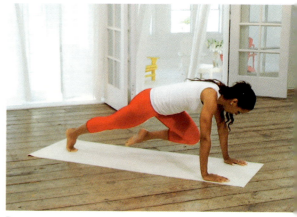

Bewegung

Halten Sie unbedingt Ihre Bauchspannung – zum Schutz Ihres Rückens!
Machen Sie sich im Stütz ganz lang, sodass Sie nicht im Brustkorb einsinken.

Step one: Beine und Po

07 Grätsche mit Fersenvariationen

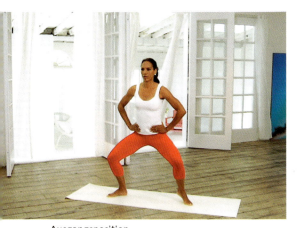
Ausgangsposition

Ausgangsposition
Stellen Sie sich mit weit gegrätschten Beinen hin und legen Sie die Hände in die Taille. Die Knie und Füße sind leicht nach außen gedreht. Lösen Sie die Fersen vom Boden. Dann beugen Sie Ihre Beine und gehen in die Tiefe, bis der Po fast auf Kniehöhe ist.

Bewegung
Senken und heben Sie beide Fersen gleichzeitig 20 Mal, ohne die Position des Pos zu verändern. (Bewegung 1)
Dann senken und heben Sie abwechselnd die rechte und die linke Ferse je 20 Mal und lassen den Po immer noch stabil in der unteren Position. (Bewegung 2)

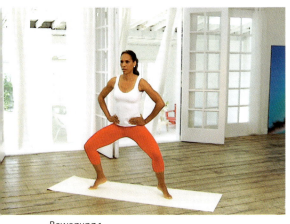
Bewegung 1

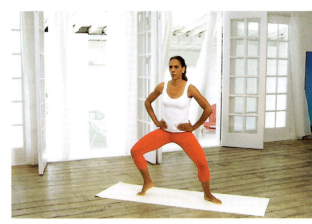
Bewegung 2

Variante
Wenn Ihnen die Balance noch schwerfällt, können Sie sich an der Wand oder einer Stuhllehne abstützen.

Der Oberkörper bleibt während der gesamten Übung aufrecht. Fixieren Sie einen Punkt vor sich, sodass auch Ihr Kopf aufgerichtet bleibt. Balancieren Sie in Ihrer Vorstellung ein Tablett auf dem Kopf.

08 Dynamische Kniebeuge

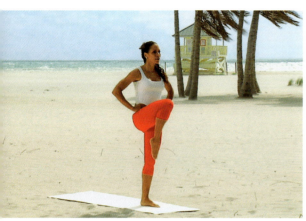

Ausgangsposition

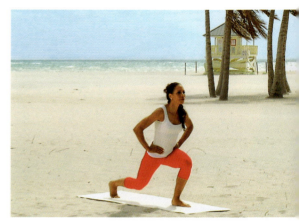

Bewegung

Ausgangsposition
Stellen Sie sich aufrecht hin und heben Sie Ihr rechtes Knie auf Hüfthöhe an. Die Hände legen Sie an die Hüften. Balancieren Sie auf Ihrem linken Bein und ziehen Sie die Wirbelsäule lang und den Bauch nach innen.

Bewegung
Führen Sie das rechte Bein weit nach hinten und setzen Sie Ballen und Zehen auf. Beugen Sie dabei beide Beine, bis das rechte Knie fast den Boden berührt. Der Oberkörper bleibt dabei aufrecht. Dann drücken Sie sich mit Ihrer Beinkraft wieder nach oben in die Ausgangsposition. Wiederholen Sie die Bewegung 10 Mal mit dem rechten Bein und anschließend 10 Mal mit dem linken Bein.

Variante
Wenn Sie Knieprobleme haben, können Sie das hintere Bein beim Aufsetzen gestreckt und das Gewicht auf Ihrem Standbein lassen.

Achten Sie auf die korrekte Positionierung des hinteren Fußes. Die Ferse darf sich nicht verdrehen, beide Füße sind parallel. Dabei bleibt das vordere Knie immer hinter der Fußspitze.

Step one: Beine und Po

09 Stehende Balance

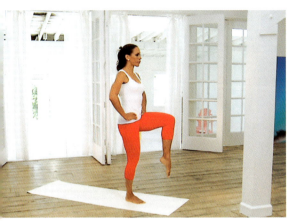
Ausgangsposition

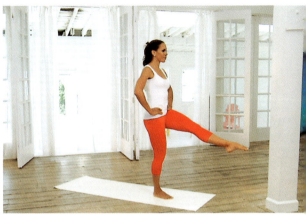
Bewegung

Ausgangsposition
Sie stehen aufrecht wie bei der vorigen Übung. Das linke Bein ist gebeugt und bis auf Hüfthöhe angehoben. Balancieren Sie auf Ihrem rechten Bein und ziehen Sie die Wirbelsäule lang und den Bauch nach innen.

Bewegung
Strecken und beugen Sie Ihr linkes Bein gegen einen imaginären Widerstand, sodass Sie Ihren Oberschenkel spüren. Das linke Knie bleibt dabei immer auf derselben Höhe. Wiederholen Sie die Bewegung 15 Mal und wechseln Sie dann das Bein.

Variante
Wenn Ihnen das Balancieren noch zu schwierig ist, können Sie sich mit einer Hand an einer Wand oder Stuhllehne abstützen.

Strecken Sie Ihren Scheitel Richtung Decke und ziehen Sie gleichzeitig die Schultern zum Boden.

10 Stütz mit Kniebeugen

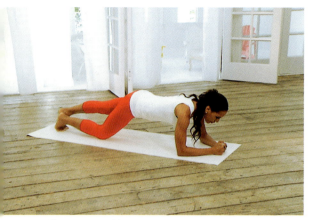

Bewegung rechts

Ausgangsposition
Gehen Sie mit gestreckten Beinen in den Unterarmstütz. Dabei sind die Ellenbogen unter den Schultern positioniert. Ziehen Sie den Bauch nach innen und stabilisieren Sie damit Ihr Becken.

Bewegung
Bewegen Sie abwechselnd das rechte und linke Knie zum Boden und strecken Sie Ihr Bein dann wieder. Das Becken bleibt dabei komplett ruhig und stabil. Führen Sie die Bewegung 15 Mal pro Bein aus.

Variante
Die Übung ist einfacher, wenn Sie das Knie jedes Mal kurz auf dem Boden ablegen.

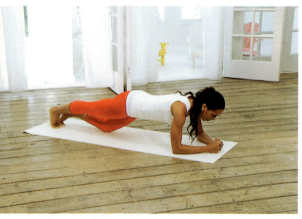

Bewegung links

Lassen Sie den unteren Rücken nicht hängen! Spannen Sie die Bauchmuskulatur an und stellen Sie sich vor, ein Tablett auf dem unteren Rücken zu balancieren.

Step one: Beine und Po

11 Hüft- und Oberschenkeldehnung

Ausgangsposition
Machen Sie mit dem rechten Fuß einen großen Ausfallschritt nach vorne und strecken Sie das linke Bein nach hinten auf dem Boden aus. Stützen Sie sich mit beiden Händen an der Innenseite Ihres rechten Fußes ab.

Dehnposition
Lassen Sie die Hüfte immer tiefer sinken und stellen Sie sich vor, dass Ihr hinteres Bein noch länger wird. Sie spüren die Dehnung an der Vorderseite Ihres linken Oberschenkels. (Dehnposition 1)
Zählen Sie langsam bis 10 und verlagern Sie dann das Gewicht nach hinten. Die rechte Fußsohle löst sich vom Boden, und Sie stützen sich mit Ihren Händen rechts und links neben dem vorderen Fuß ab. Versuchen Sie, Ihr Bein zu strecken und gleichzeitig den Rücken lang zu ziehen. Halten Sie die Position ebenfalls für circa 10 Sekunden und spüren Sie die Dehnung an der Rückseite des Oberschenkels. (Dehnposition 2)
Dann wechseln Sie das Bein und führen die Übung zur anderen Seite aus.

Variante
Wenn Ihre Beinmuskulatur sehr verkürzt ist und Ihnen das Halten der Dehnpositionen Schwierigkeiten bereitet, können Sie die Dehnzeit auf 5 Sekunden verkürzen, kurz nachgeben und nochmals 5 Sekunden dehnen.

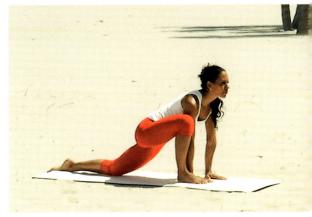
Dehnposition 1

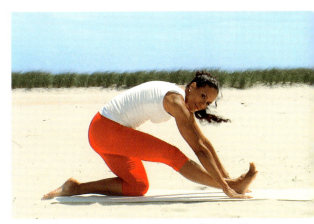
Dehnposition 2

Dehnen Sie sanft, aber spürbar, und versuchen Sie Ihre Beine zu strecken, ohne sie zu überstrecken, auch wenn es sich am Anfang unangenehm anfühlt.

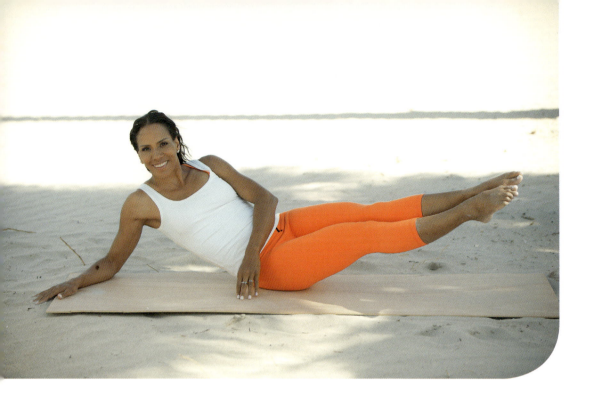

Step two:
Bauch, Taille und Oberschenkelinnenseiten

Auch wenn Liegestütze auf der Beliebtheitsskala der Frauen ganz unten rangieren – in ihrer Wirksamkeit sind und bleiben sie einfach unschlagbar.

Dabei muss es gar nicht immer der Klassiker sein. In diesem Programm finden Sie zahlreiche Stützvariationen mit unterschiedlichen Schwerpunkten. Sie trainieren damit Ihre Brust und Ihre Schultern, aber auch Ihre Armrückseiten – eine Schwachstelle bei vielen Frauen. Zudem muss Ihre gesamte Rumpfmuskulatur mitarbeiten, um Sie in der Stützposition zu stabilisieren. Das bringt ein weiteres Plus, denn je mehr Muskeln im Einsatz sind, desto stärker wird Ihr Stoffwechsel gepusht.

Ebenso wichtig ist das Training der Oberschenkelinnenseiten und der Taille – nicht nur aus optischen Gründen! Die innere Oberschenkelmuskulatur ist für die Stabilisation Ihrer Knie verantwortlich, die schrägen Bauchmuskeln kontrollieren die seitlichen Rumpfbewegungen. Mit den folgenden speziellen Übungen können Sie alle diese Muskeln auf einmal trainieren. Denken Sie dabei immer daran, den Bauch nach innen zu ziehen! So wird die tiefe Bauchmuskulatur aktiviert und Ihre Wirbelsäule stabilisiert.

Step two: Bauch, Taille und Oberschenkelinnenseiten

01 Wiegeliegestütz

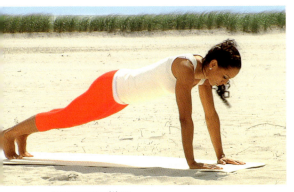

Ausgangsposition

Ausgangsposition
Sie nehmen die klassische Liegestützposition ein: Mit gestreckten Armen stützen Sie sich unter dem Schultergelenk ab, Ihre Beine sind gestreckt und leicht geöffnet. Den Bauch nach innen ziehen und den gesamten Körper während der Übung in Spannung halten.

Bewegung
Beugen Sie den rechten Ellenbogen und legen Sie den Unterarm auf dem Boden ab, dann tun Sie dasselbe mit dem linken Arm. Anschließend strecken Sie die Arme in der gleichen Reihenfolge wieder. Die nächste Wiederholung beginnen Sie mit dem linken Arm. Beginnen Sie 8 Mal mit rechts und 8 Mal mit links.

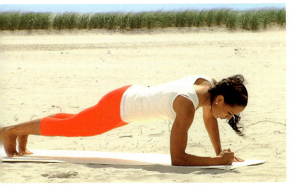

Bewegung

Variante
Alternativ können Sie auch im Frauenliegestütz mit auf dem Boden abgelegten Knien trainieren, dann ist die Übung weniger anstrengend.

Bleiben Sie in Ihrem Bewegungsrhythmus und spannen Sie Ihren Bauch immer fest an, um den Rücken zu schützen.

02 Frauenliegestütz

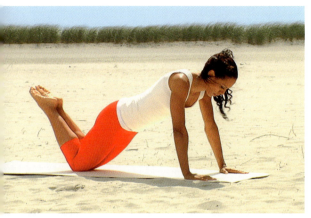
Ausgangsposition

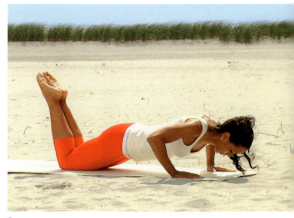
Bewegung

Ausgangsposition
Nehmen Sie die Liegestützposition ein und legen Sie Ihre Knie auf dem Boden ab. Die Hüfte ist gestreckt, die Arme befinden sich unter den Schultern. Die Bauchmuskulatur fest anspannen, damit Rücken und Becken in Position bleiben.

Bewegung
Die Arme beugen, sodass die Ellenbogen nach außen zeigen und Ihr Oberkörper sich nach unten und vorne bewegt. Drücken Sie sich dann mit Ihrer Armkraft wieder nach oben, ohne die Ellenbogen ganz durchzustrecken. 15 Wiederholungen.

Variante
Falls Sie noch nicht genügend Armkraft besitzen, können Sie Ihre Knie etwas näher bei den Händen ablegen. Auf diese Weise lastet weniger Gewicht auf Ihren Armen.

Egal, welche Variante Sie wählen: Halten Sie den Bauch immer angespannt und führen Sie die Bewegung nach vorne und unten aus. Brust und Hände sollten sich in der unteren Position auf einer Linie befinden, die Nase ein Stück weiter vorne.

Step two: Bauch, Taille und Oberschenkelinnenseiten

03 Tisch-Armbeugen

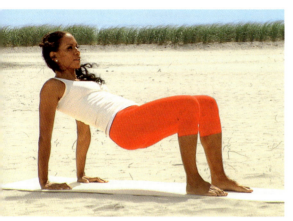
Ausgangsposition

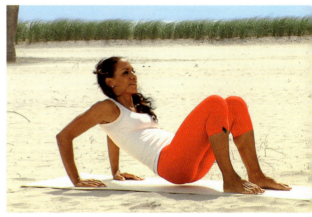
Bewegung

Ausgangsposition
Stützen Sie sich für die Tischposition rücklings mit den Händen auf dem Boden ab. Ihre Knie sind im rechten Winkel gebeugt, die Beine leicht geöffnet. Der Po bleibt oben und die Finger zeigen zu den Füßen.

Bewegung
Beugen Sie Ihre Arme und senken Sie sich bis knapp über dem Boden ab. Der Po bewegt sich dabei nach unten, aber nicht nach vorne. Spüren Sie, wie Ihr Trizeps arbeitet. Dann drücken Sie sich mit den Armen wieder hoch. Strecken Sie die Ellenbogen auch in der oberen Position nicht ganz durch. 15 Wiederholungen.

Variante
Je näher Sie mit Ihren Füßen an den Po heranrücken, umso leichter ist die Übung. Beugen Sie Ihre Arme zu Anfang etwas weniger stark oder positionieren Sie Ihre Hände leicht erhöht.

Die Schultern nicht zu den Ohren ziehen! Stellen Sie sich vor, Sie tragen große Ohrringe, denen Sie Raum lassen wollen.

04 Tisch mit langen Beinen

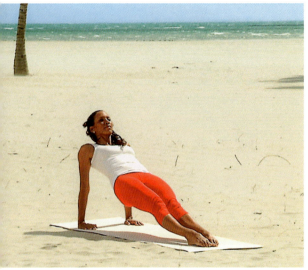

Halteposition

Ausgangsposition
Bleiben Sie in der Tischposition, aber halten Sie die Beine jetzt lang nach vorne ausgestreckt.

Halteposition
Strecken Sie Ihren gesamten Körper, drücken Sie die Hüfte nach oben und ziehen Sie den Nabel nach innen. Die Schultern bleiben tief, und Sie spüren, wie Sie die Position mit Ihren Armmuskeln halten. Zählen Sie langsam bis 10 und lösen Sie dann die Spannung.

Variante
Wenn Ihre Arme noch nicht genug Kraft haben, können Sie die Beine auch leicht anwinkeln.

05 Bauch in der C-Kurve

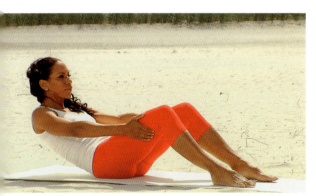

Ausgangsposition

Ausgangsposition
Sie sitzen mit angewinkelten Beinen auf dem Boden, die Arme strecken Sie nach vorne aus und greifen mit den Händen außen an Ihre Oberschenkel. Gehen Sie nun mit gebeugtem Oberkörper ein Stück weiter nach unten, sodass Ihre Lendenwirbelsäule Kontakt zum Boden hat. Ihr Rücken beschreibt vom Steißbein an eine C-Kurve.

Step two: Bauch, Taille und Oberschenkelinnenseiten

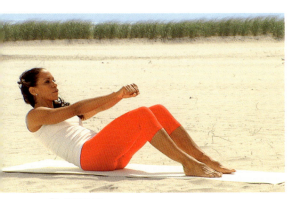
Bewegung 1

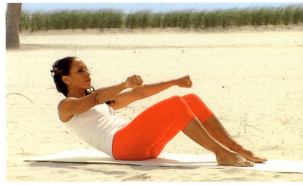
Bewegung 2

Bewegung
Lösen Sie Ihre Hände von den Oberschenkeln und ballen Sie sie zu Fäusten. Halten Sie den Oberkörper mit Ihrer Bauchspannung komplett ruhig und schlagen Sie Ihre Fäuste 20 Mal aneinander. (Bewegung 1 und 2)

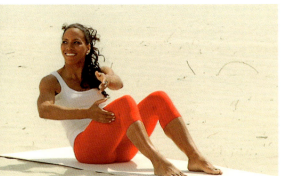
Bewegung 3

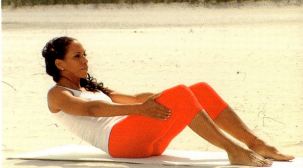
Bewegung 4

Jetzt fassen Sie mit der rechten Hand den rechten Oberschenkel und ziehen mit Ihrem Rumpf und dem linken Arm nach rechts über den Oberschenkel. Bringen Sie dabei Ihren Oberkörper diagonal nach oben. (Bewegung 3)
10 Wiederholungen mit Zug nach rechts ausführen, dann die Seite wechseln.
Nehmen Sie nun wieder die Ausgangsposition ein und bewegen Sie Ihren Oberkörper leicht nach vorne und zurück, ohne dass sich die Füße vom Boden lösen. (Bewegung 4)
Wiederholen Sie diese Bewegung 20 Mal kontrolliert und ohne Schwung.

Variante
Sie können bei der letzten Teilübung, dem Auf- und Abrollen des Oberkörpers, Ihre Arme auch nach vorne ausstrecken. So wird die Übung noch anspruchsvoller.

Achten Sie darauf, wirklich mit Ihrer Bauchspannung und nicht aus dem Rücken heraus zu arbeiten. Führen Sie im Zweifel lieber eine kleinere, unterstützte Abrollbewegung durch. Die Schultern bleiben immer entspannt.

06 Oberschenkelinnenseiten

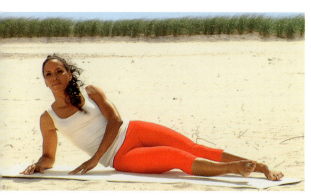
Ausgangsposition

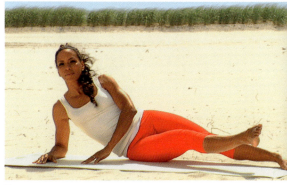
Bewegung 1

Ausgangsposition
Legen Sie sich auf Ihre rechte Seite und stützen Sie Ihren Oberkörper mit dem rechten Unterarm ab. Die Beine sind gestreckt, das (untere) rechte Bein liegt vor dem linken.

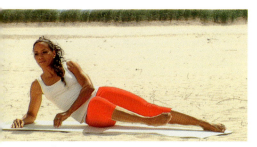
Bewegung 2

Bewegung
Heben und senken Sie das gestreckte untere Bein 20 Mal, ohne es zwischenzeitlich abzulegen. (Bewegung 1)
Jetzt beugen Sie Ihr unteres Bein, heben es 20 Mal an und senken es wieder ab. (Bewegung 2)
Zuletzt legen Sie beide Beine übereinander und beugen und strecken sie 20 Mal. Der Unterarm unterstützt die Balance, das Gewicht bleibt aber in Ihrer Körpermitte. (Bewegung 3)
Wechseln Sie dann die Seite und führen Sie alle Übungsvarianten mit dem linken Bein unten aus.

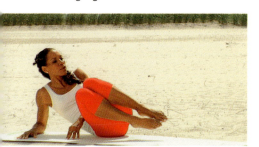
Bewegung 3

Variante
Platzieren Sie ein Kissen unter Ihrer Hüfte, falls Ihnen die Position sehr unbequem erscheint. Wenn es Ihnen zu anstrengend wird, können Sie die Beine kurz auf dem Boden ablegen.

Halten Sie auf jeden Fall die Spannung im Oberkörper und nehmen Sie die Kraft aus Ihren schrägen Bauchmuskeln, um die Innenseite der Oberschenkel zu aktivieren. So trainieren Sie gleich beide Muskelgruppen!

Step two: Bauch, Taille und Oberschenkelinnenseiten

07 Halbschräges Beinheben

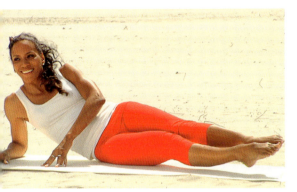
Ausgangsposition

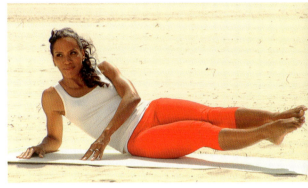
Bewegung

Ausgangsposition
Sie bleiben auf Ihrer rechten Seite liegen und stützen sich mit dem rechten Unterarm ab. Lassen Sie die linke Hüfte leicht nach hinten absinken, bis Sie schräg auf Ihrer rechten Pobacke liegen. Wenn Sie Ihren Hüftknochen nicht mehr auf dem Boden spüren, ist es genau die richtige Position. Das (obere) linke Bein liegt dann exakt auf dem (unteren) rechten Bein. Um mehr Stabilität zu bekommen, können Sie Ihre freie Hand zur Unterstützung mit nach vorne auf den Boden nehmen.

Bewegung
Heben und senken Sie gleichzeitig beide Beine, ohne sie abzulegen. Die Beine dabei fest zusammendrücken. Absolvieren Sie 20 Wiederholungen mit dem ganzen Bewegungsumfang und anschließend 20 kleine Bewegungen in der höchsten Position, dann wechseln Sie die Seite.

Variante
Die Übung wird leichter, wenn Sie den Bewegungsumfang etwas reduzieren.

Halten Sie den Oberkörper so ruhig wie möglich und ziehen Sie die Schultern nach unten. Auf diese Weise können Taille und Beine optimal arbeiten.

08 Schwimmen

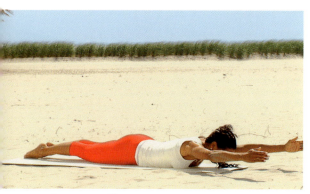

Ausgangsposition

Ausgangsposition
Legen Sie sich auf den Bauch und strecken Sie Ihre Arme und Beine lang aus. Heben Sie den Kopf leicht an, sodass sich Ihre Nase knapp über dem Boden befindet, aber der Nacken lang bleibt. Den Bauch anspannen und nach innen ziehen, als wollten Sie ihn von der Matte lösen.

Bewegung
Bewegen Sie Ihre Arme und Beine diagonal auf und ab, der rechte Arm arbeitet synchron mit dem linken Bein und umgekehrt. Das Becken und den Rumpf dabei ruhig halten. 20 Wiederholungen pro Seite.

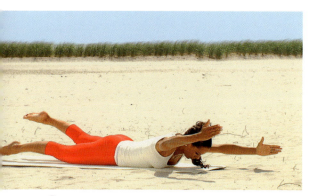

Bewegung

Variante
Lassen Sie die Arme etwas gebeugt, dann fällt die Bewegung leichter. Wenn Ihnen die Koordination noch Probleme bereitet, können Sie zunächst auch nur mit den Beinen und dann mit den Armen paddeln.

WICHTIG! Ziehen Sie immer den Bauch von der Matte weg, um Ihren Rücken zu unterstützen! Die Schultern dürfen nicht zu den Ohren gezogen werden, deshalb paddeln Sie lieber etwas langsamer. Damit haben Sie auch eine bessere Kontrolle über die Stabilität Ihres Beckens.

Step two: Bauch, Taille und Oberschenkelinnenseiten

09 Armheben

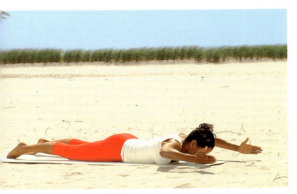
Ausgangsposition

Ausgangsposition
Positionieren Sie sich wie in der vorigen Übung in Bauchlage. Lösen Sie Ihre Arme vom Boden und beugen die Ellenbogen, sodass Ober- und Unterarm einen rechten Winkel bilden. Die Daumen zeigen nach oben. Die Beine bleiben bei dieser Übung passiv.

Bewegung
Heben und senken Sie beide Arme gleichzeitig, ohne dass sich Ihr Kopf mitbewegt. Ziehen Sie Ihren Nacken in Gedanken lang und halten Sie das Becken und den Rumpf ruhig am Boden. Wiederholen Sie die Bewegung kontrolliert und gleichmäßig 20 Mal.

Variante
Wenn es Ihnen sehr schwerfällt, die Arme oben zu halten, können Sie sie beim Absenken auch kurz auf dem Boden ablegen.

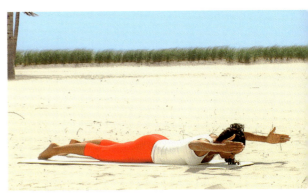
Bewegung

WICHTIG! Halten Sie während der gesamten Übung die Spannung im Bauch, um Ihren Rücken zu entlasten! Die Schultern nicht zu den Ohren ziehen und das Becken stabilisieren. Bewegen Sie Ihre Arme lieber etwas langsamer und kontrollieren Sie während der Übung den Abstand Ihrer Nase zum Boden, er soll immer gleich bleiben.

10 Enger Liegestütz

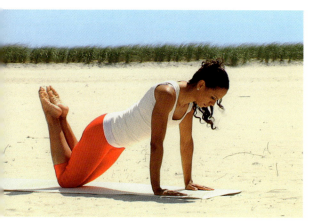

Ausgangsposition

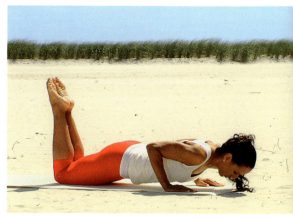

Bewegung

Ausgangsposition
Gehen Sie in die Liegestützposition und legen Sie Ihre Knie so weit hinten auf dem Boden ab, dass die Hüfte gestreckt ist. Ihre Arme positionieren Sie dicht nebeneinander unter der Brust. Die Bauchmuskulatur fest anspannen, damit Rücken und Becken in Position bleiben.

Bewegung
Beugen Sie Ihre Arme und verlagern Sie Ihr Gewicht nach vorne und unten, bis Ihre Brust fast den Boden berührt. Die Ellenbogen zeigen dabei nach hinten. Drücken Sie sich dann mit der Kraft der Trizepsmuskulatur an der Rückseite Ihrer Oberarme wieder nach oben. 15 Wiederholungen.

Variante
Zu Beginn können Sie in der Bewegung auch etwas weniger tief gehen. Einfacher wird es ebenfalls, wenn Sie Ihre Knie näher an die Hände herannehmen.

Ihre Ellenbogen müssen immer nach hinten zeigen, und die Schultern sollten nicht zu den Ohren gezogen werden.

Step two: Bauch, Taille und Oberschenkelinnenseiten

11 Bauchübung mit Beinschieben

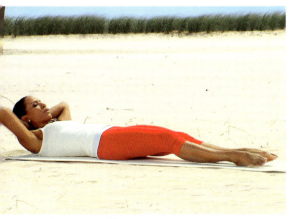
Ausgangsposition

Ausgangsposition
Legen Sie sich mit lang ausgestreckten Beinen auf den Rücken. Den Kopf ein wenig vom Boden abheben und die Hände dahinter verschränken.

Bewegung
Ziehen Sie Ihre Füße und die geschlossenen Beine mit Druck auf die Fußsohlen zu sich heran. Dabei den Oberkörper in einer Aufrollbewegung vom Boden abheben. Anschließend schieben Sie die Beine mit geöffneten Knien wieder von sich weg und gehen mit dem Oberkörper zurück, ohne den Kopf auf dem Boden abzulegen. Wiederholen Sie die Bewegung 10 Mal.

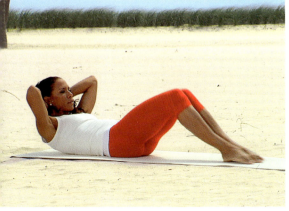
Bewegung

Variante
Wenn Ihnen das Aufrollen sehr schwerfällt, können Sie Ihren Kopf nur leicht abheben und auf Ihren Händen ruhen lassen.

Achten Sie darauf, den Kopf nicht mit den Händen nach vorne zu ziehen – diese dienen lediglich als Stütze! Ihre Ellenbogen bleiben immer an der Seite.

12 Bauchübung mit Beinschieben schräg

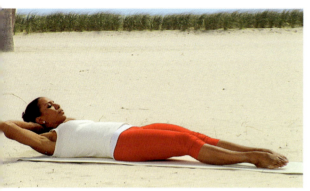

Ausgangsposition

Ausgangsposition
Beginnen Sie wie zuvor in Rückenlage mit hinter dem Kopf verschränkten Armen.

Bewegung
Ziehen Sie Ihre Füße und die geschlossenen Beine schräg zur linken Brust heran und heben Sie dabei den Rumpf nach rechts an. Dann die Beine wieder strecken und den Oberkörper absenken. Führen Sie die Bewegung anschließend zur anderen Seite aus. Trainieren Sie die Übung im Wechsel, 5 Mal zu jeder Seite.

Variante
Für den Einstieg können Sie den Bewegungsumfang etwas reduzieren und den Kopf nur ein wenig anheben.

Bewegung

Achten Sie auf die Position Ihrer Ellenbogen! Sie sollten keinen Zug auf den Kopf ausüben. Spannen Sie den Bauch bei den Beinbewegungen bewusst an und ziehen Sie den Nabel nach innen.

Step two: Bauch, Taille und Oberschenkelinnenseiten

13 Beinkreise

Ausgangsposition
Sie befinden sich in Rückenlage, die Beine strecken Sie nach oben aus, der Kopf ist angehoben und liegt in Ihren verschränkten Händen.

Bewegung
Spreizen und senken Sie Ihre Beine zur Seite ab und führen Sie sie dann nach vorne zusammen. Die Bewegung hat die Form eines Halbkreises. Anschließend die Beine beugen, an den Körper heranziehen und nach oben ausstrecken. Das Becken wird dabei mit angehoben. Wiederholen Sie die Übung 8 Mal.

Variante
Winkeln Sie Ihre Beine etwas an und machen Sie kleinere Kreise, falls es Ihnen anfangs noch nicht gelingt, die Spannung im Bauch zu halten.

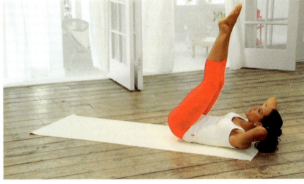
Ausgangsposition

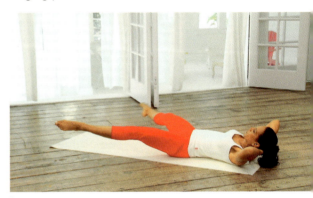
Bewegung

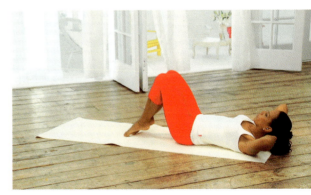

Den Bauch immer fest anspannen, damit der Rücken ruhig auf der Matte liegen bleibt.

B.FIT in 30 Tagen

14 Rollen

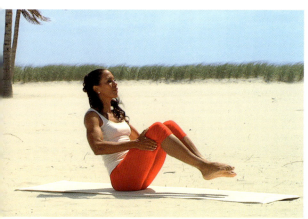

Ausgangsposition
Setzen Sie sich mit angewinkelten Beinen auf den Boden. Ihre Hände fassen die Oberschenkel, die Füße werden vom Boden abgehoben, und Ihr Rücken ist gerade.

Ausgangsposition

Bewegung
Rollen Sie gleichmäßig und ohne Schwung zurück und wieder vor, ohne dass Ihr Kopf den Boden berührt. Spüren Sie, wie Ihr Becken die Bewegung einleitet und der Rücken sich rundet. Führen Sie die Rollbewegung 10 Mal aus.

Variante
Wenn Ihre Wirbelsäule nicht so beweglich ist, können Sie auch nur das Becken kippen.

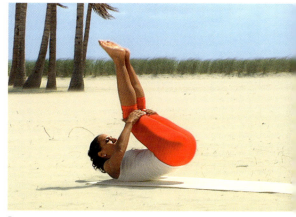

Bewegung

Stellen Sie sich vor, dass Sie jeden Wirbel einzeln ab- und wieder aufrollen, dann wird Ihre Bewegung weich.

Step two: Bauch, Taille und Oberschenkelinnenseiten

15 Bauch schräg im Kniestand

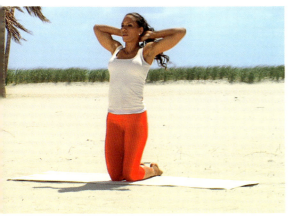

Ausgangsposition
Verschränken Sie im Kniestand die Hände hinter dem Kopf und strecken Sie sich lang nach oben aus.

Ausgangsposition

Bewegung
Setzen Sie den Po zur linken Seite ab und rotieren Sie mit dem Oberkörper nach rechts. Die Ellenbogen dabei nach vorne zusammenziehen. Dann richten Sie sich wieder auf und kehren in die Startposition zurück. Jetzt führen Sie die Übung zur anderen Seite aus. 8 Wiederholungen pro Seite.

Variante
Ein Kissen als Unterlage kann helfen, falls Sie empfindliche Knie haben.

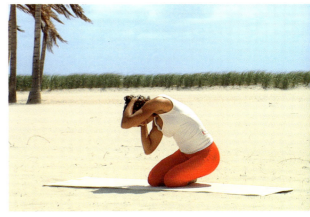

Bewegung

Sie sollten den Wechsel von der Streckung zur erneuten Aktivierung Ihrer schrägen Bauchmuskulatur deutlich spüren.

16 Bauch- und Taillendehnung

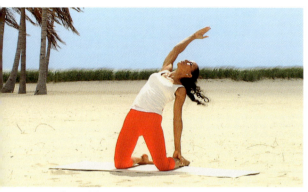

Dehnposition

Bleiben Sie im Kniestand und stützen Sie sich mit Ihrer linken Hand auf der linken Ferse ab. Der nach oben ausgestreckte rechte Arm zieht leicht schräg nach hinten. Dabei schieben Sie die Hüfte nach vorne und halten die Spannung in der Körpermitte, um nicht ins Hohlkreuz zu fallen. Zählen Sie langsam bis 10 und wechseln Sie dann die Seite.

WICHTIG! Konzentrieren Sie sich während der Dehnung darauf, die Spannung im Bauch zu halten. Gehen Sie nur so weit in die Position, wie es sich für Ihren unteren Rücken angenehm anfühlt.

17 Trizepsdehnung

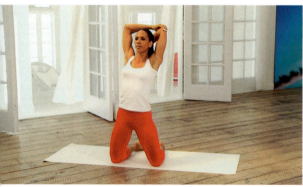

Dehnposition

Im Kniestand strecken Sie den linken Arm nach oben aus und beugen ihn, bis die Finger das Schulterblatt berühren. Die Hand des anderen Arms umgreift den Ellenbogen und schiebt ihn nach unten in Richtung Körpermitte, bis Sie die Dehnung im linken Arm spüren. Langsam bis 10 zählen und dann den Arm wechseln.

WICHTIG! Lassen Sie die Schultern unten und nehmen Sie Ihren Kopf etwas nach hinten, dann spüren Sie die Dehnung an der Rückseite Ihres Arms noch deutlicher.

Step two: Bauch, Taille und Oberschenkelinnenseiten

18 Dehnung der Oberschenkelinnenseiten

Stützen Sie aus dem Kniestand heraus den Oberkörper nach vorne auf Ihre Unterarme und strecken Sie das rechte Bein zur Seite aus. Schieben Sie den Po so weit nach hinten, bis die Dehnung an der Innenseite Ihres rechten Oberschenkels spürbar ist. Sie zählen wieder langsam bis 10, wechseln anschließend die Seite und dehnen das linke Bein.

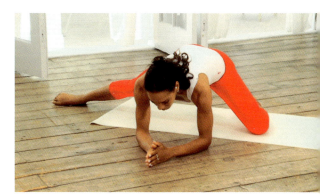

Dehnposition

Strecken Sie Ihr Bein komplett aus, damit die Dehnung Ihre Muskulatur in der ganzen Länge erreicht.

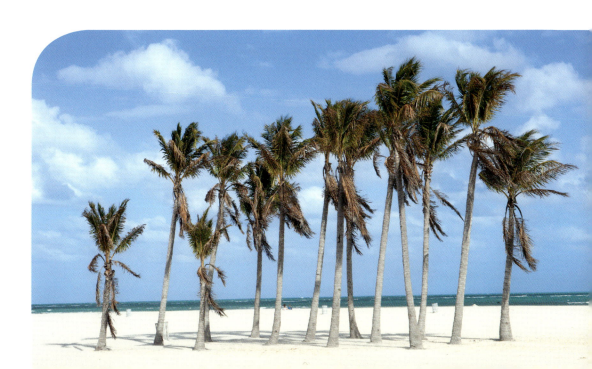

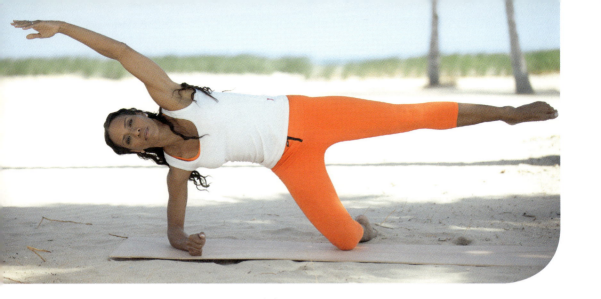

Step three:
Po und Bauch

Ein wichtiger Bestandteil unseres Trainings sind gezielte Übungen für Po und Bauch. Welche Frau hätte nicht gerne einen flacheren Bauch und einen knackigen Hintern, der auch im Bikini eine gute Figur macht? Bei B.FIT geht es aber nicht nur um gutes Aussehen, sondern auch um gesundheitliche Aspekte: Bauch und Po bilden das Zentrum unseres Körpers – sie stabilisieren das Becken, die Verbindung zwischen dem Rumpf und den Beinen. Indem wir die Bauch- und Pomuskulatur kräftigen, entlasten wir auch unseren Rücken. Die Rumpfmuskulatur umschließt die Wirbelsäule und die Organe im unteren Bauch- und Beckenbereich wie ein Korsett und gibt ihnen Schutz und Halt. Selbst Fehlhaltungen, wie das bei Frauen häufig auftretende Hohlkreuz, können durch dieses Programm verbessert werden. Nicht zuletzt profitiert Ihre Beckenbodenmuskulatur davon.

Um einen flachen Bauch zu bekommen, sollten Sie die Bauchmuskulatur während des gesamten Trainings angespannt halten und den Bauchnabel bewusst nach innen ziehen. So, wie Sie Ihren Bauch trainieren, wird er sich entwickeln! Konzentrieren Sie sich außerdem auf Ihre Beckenbodenmuskulatur und spannen Sie diese bei allen Übungen an, indem Sie sie zusammen- und nach oben ziehen. Zu Beginn hilft Ihnen vielleicht die Vorstellung, dass Sie dringend auf die Toilette müssten und daher die Körperöffnungen im Becken mit Ihrer Muskulatur verschließen wollen. Auf Dauer verhilft Ihnen das zu einer besseren Rumpfstabilität, da der Beckenboden mit der tiefliegenden Bauchmuskulatur zusammenarbeitet.

Um Po und Bauch möglichst vielseitig zu trainieren, nutzen wir die unterschiedlichsten Ausgangspositionen. Manche sind ungewohnt, aber genau deshalb so effektiv. Geben Sie nicht auf, falls Sie eine Übung nicht gleich in der beschriebenen Position schaffen! Sie werden schon beim zweiten und dritten Mal merken, dass Sie Fortschritte machen.

Step three: Po und Bauch

01 Einbeiniger Hund

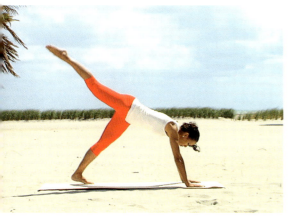
Ausgangsposition

Ausgangsposition
Stützen Sie sich nach vorne auf Ihre Hände, sodass Ihr Körper ein V bildet. Im Yoga bezeichnet man diese Position als »nach unten schauenden Hund«. Strecken Sie nun Ihr rechtes Bein in Verlängerung des Oberkörpers nach hinten aus.

Bewegung
Arbeiten Sie mit Ihrer Bauchspannung und ziehen Sie das rechte Knie in Richtung Brust. Dann das Bein wieder nach hinten oben ausstrecken. Wiederholen Sie die Bewegung 8 Mal mit jedem Bein.

Variante
Strecken und beugen Sie Ihr Bein etwas weniger, wenn Ihnen die Übung anfangs zu anstrengend ist.

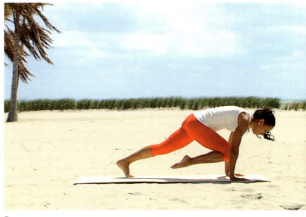
Bewegung

Lassen Sie die Schultern locker und führen Sie die Bewegung dynamisch mit Bauchspannung aus.

02 Seitliches Hüftheben

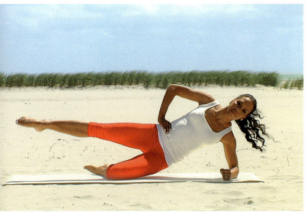
Ausgangsposition

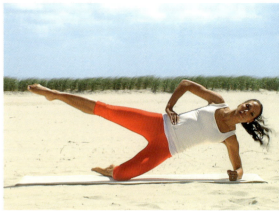
Bewegung 1

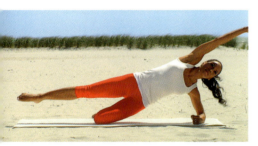
Bewegung 2

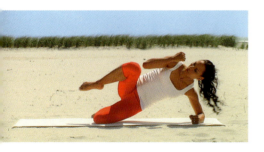

Ausgangsposition
Sie stützen sich im Unterarmstütz auf Ihrem linken Unterarm und Unterschenkel ab. Das linke Bein ist angewinkelt, das rechte lang ausgestreckt. Schieben Sie Ihre Hüfte nach vorne, bis sie gestreckt ist.

Bewegung
Bewegen Sie Ihre Hüfte 15 Mal auf und ab, ohne dazwischen den Boden zu berühren. Das obere Bein dabei stabil halten. (Bewegung 1)
Bleiben Sie in der oberen Position und ziehen Sie Ellenbogen und Knie abwechselnd zusammen und wieder auseinander. (Bewegung 2)
Anschließend wiederholen Sie beide Übungsvarianten auf der anderen Seite.

Variante
Diese Übung ist ziemlich anspruchsvoll. Wenn Ihnen die Ausführung anfänglich noch Probleme bereitet, können Sie das obere Bein angewinkelt auf dem unteren ablegen.

Führen Sie die Bewegung ohne Schwung aus und halten Sie die Schultern immer nach unten gezogen. Spüren Sie, wie Ihre gesamte Körperseite arbeitet!

Step three: Po und Bauch

03 Beintippen

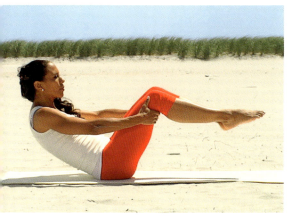
Ausgangsposition

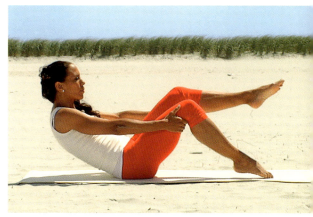
Bewegung

Ausgangsposition
Setzen Sie sich mit angewinkelten Beinen auf den Boden und fassen Sie Ihre Oberschenkel. Lehnen Sie sich mit dem Oberkörper nach hinten, sodass der untere Rücken auf dem Boden aufliegt. Die Unterschenkel befinden sich parallel zum Boden in der Luft.

Bewegung
Tippen Sie abwechselnd 20 Mal mit einer Fußspitze auf den Boden, ohne die Position Ihres Rückens zu verändern.

Variante
Führen Sie die Beinbewegung aus, ohne dass Ihre Füße den Boden berühren. So ist es leichter, die Bauchspannung zu halten.

Achten Sie darauf, dass die Bewegung aus der Hüfte heraus erfolgt und der Winkel im Knie möglichst gleich bleibt. Der Bauch muss die Position stabilisieren, nicht der Rücken!

04 Beckenheben

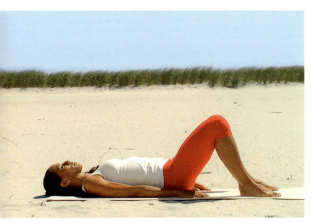
Ausgangsposition

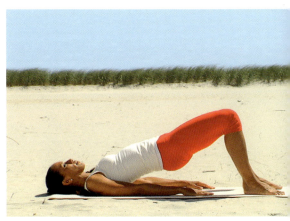
Bewegung 1

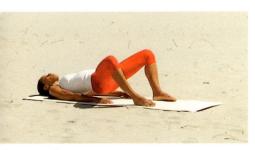
Bewegung 2

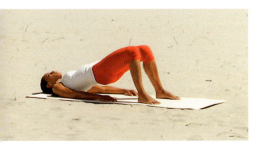

Ausgangsposition
Sie befinden sich in der Rückenlage. Die Beine sind angewinkelt und hüftbreit auf dem Boden aufgestellt.

Bewegung
Heben und senken Sie das Becken 10 Mal, ohne die Schulterblätter vom Boden zu lösen. (Bewegung 1) Dann erweitern Sie die Bewegung, indem Sie Ihre Knie beim Senken des Beckens öffnen und beim Heben wieder schließen. (Bewegung 2)
20 Wiederholungen.

Variante
Heben Sie das Becken anfangs etwas weniger hoch, dann können Sie sich besser auf die Bauchspannung konzentrieren.

Ihr Brustkorb bleibt ganz entspannt auf dem Boden liegen, Sie arbeiten mit Ihrer Beckenbodenmuskulatur.

Step three: Po und Bauch

05 Bauch schräg im Liegen

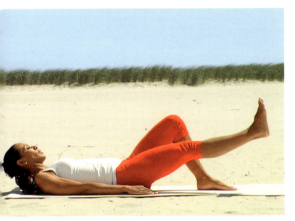

Ausgangsposition

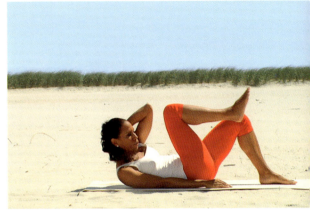

Bewegung

Ausgangsposition
Sie beginnen wie zuvor in der Rückenlage mit aufgestellten Füßen. Nehmen Sie die linke Hand hinter den Kopf und strecken Sie das rechte Bein gerade nach vorne aus.

Bewegung
Heben Sie den Rumpf an und bewegen Sie ihn schräg nach rechts vorne. Gleichzeitig ziehen Sie das rechte Knie in Richtung Brust. Dann senken Sie den Rumpf wieder ab und schieben das rechte Bein mit der Ferse voran nach vorne. Wiederholen Sie die Übung 10 Mal und wechseln Sie dann die Seite.

Variante
Falls Sie die Bauchspannung nicht halten können und im Rücken ausweichen, lassen Sie zu Beginn noch beide Füße auf dem Boden.

Spüren Sie, wie Ihre schrägen Bauchmuskeln arbeiten, und achten Sie auf ein stabiles Becken. Der Ellenbogen bleibt immer an der Seite, die Hand übt keinen Zug auf den Kopf aus!

06 Brezel

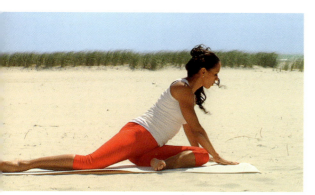

Ausgangsposition

Ausgangsposition
Sie sitzen auf dem Boden, winkeln Ihr linkes Bein nach innen an und strecken das rechte lang nach hinten aus. Schieben Sie beide Hüften möglichst nach vorne und stützen Sie sich auf Ihren Händen ab.

Bewegung
Heben und senken Sie das rechte Bein 10 Mal. (Bewegung 1)
Gehen Sie dann erneut mit dem rechten Bein nach oben, um es in dieser Position 10 Mal zu beugen und zu strecken. (Bewegung 2)
Zum Abschluss bleibt das Bein angewinkelt, und Sie heben und senken es weitere 10 Mal. Jetzt wiederholen Sie alle Übungsvarianten mit dem linken Bein.

Variante
Die Position ist etwas ungewöhnlich. Wenn Sie anfangs noch Probleme damit haben, legen Sie ein Kissen unter Ihren Po.

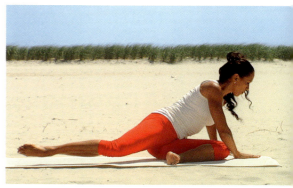

Bewegung 1

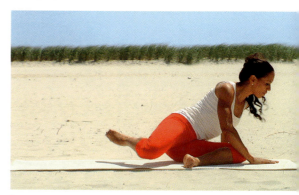

Bewegung 2

Sie sollten die Übung in Po und Hüften spüren. Ihr Oberkörper muss immer aufgerichtet sein, die Hüfte des arbeitenden Beins wird nach vorne geschoben – nur so trainieren Sie effektiv.

Step three: Po und Bauch

07 Unterarmstütz

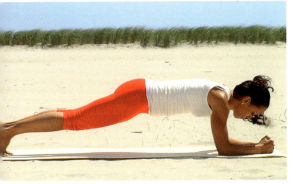

Ausgangsposition

Ausgangsposition
Sie stützen Sie sich auf Ihren Füßen und Unterarmen ab, die Zehen sind aufgestellt. Spannen Sie Ihren Bauch an und halten Sie so den Rücken gerade.

Bewegung
Ziehen Sie abwechselnd ein Knie seitlich nach vorne, als ob Sie damit Ihren Oberarm berühren wollten. Während der ganzen Übung den Bauch einziehen und die Spannung halten. Wiederholen Sie die Bewegung 6 Mal auf jeder Seite.

Variante
Wenn Sie Ihre Unterschenkel in der Ausgangsposition auf dem Boden ablegen, ist die Übung etwas leichter. Alternativ legen Sie Ihre Arme z.B. auf einem Sofa ab.

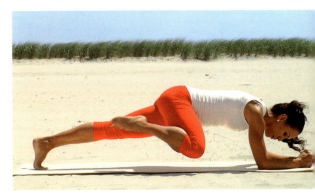

Bewegung

Diese Übung beansprucht den gesamten Körper. Achten Sie deshalb besonders auf Ihre Körperspannung und die tiefe Position der Schultern.

08 Kniendes Beinheben

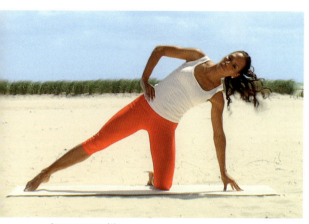

Ausgangsposition

Ausgangsposition
Aus dem Kniestand strecken Sie Ihr rechtes Bein zur Seite aus, sodass es eine gerade Linie mit dem Oberkörper bildet, die Hüfte ist gestreckt. Um die Balance zu halten, berühren Sie mit der linken Hand den Boden, ohne sich darauf abzustützen.

Bewegung
Heben und senken Sie Ihr rechtes Bein 10 Mal, ohne das Gewicht auf die linke Hand zu verlagern. Dann malen Sie mit Ihrem gestreckten Bein in beiden Richtungen 10 Kreise in die Luft. Die Hüfte dabei ruhig halten.
Zum Abschluss der Übung bewegen Sie das gestreckte Bein 15 Mal mit geringem Bewegungsumfang pulsierend auf und ab. Wechseln Sie dann die Seite und wiederholen Sie alle Übungsvarianten mit dem linken Bein.

Variante
Wenn das Bein weniger hoch angehoben wird, ist die Übung weniger anstrengend.

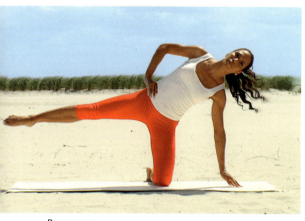

Bewegung

Mit der Hand sollten Sie sich nicht abstützen, sie dient lediglich der Balance! Nur so ist die Übung für die Hüfte und den Bauch effektiv.

Step three: Po und Bauch

09 Poschaukel

Ausgangsposition
Sie knien mit hüftbreit geöffneten Beinen auf dem Boden, sodass sich Ihre Zehen fast berühren. Legen Sie die Hände an die Hüften und setzen Sie sich mit dem Po auf Ihren Fersen ab.

Bewegung
Richten Sie sich in den Kniestand auf und bewegen Sie Ihren Po dann wieder nach hinten unten bis knapp über die Füße. Diesen Ablauf wiederholen Sie 15 Mal. Wichtig ist, dass Sie Ihre Hüfte im Kniestand strecken, indem Sie die Pomuskulatur aktivieren und mit Ihrer Bauchspannung arbeiten. Dann mit dem Po unten bleiben und ihn für weitere 20 Wiederholungen nur wenig anheben. Gehen Sie jetzt in eine Seitbewegung der Hüfte über und schaukeln Sie 10 Mal zu jeder Seite

Variante
Bei empfindlichen Knien ist es angenehmer, ein Kissen unterzulegen.

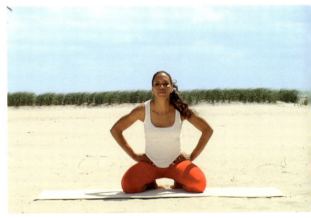
Ausgangsposition

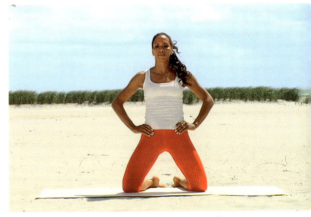
Bewegung

Die Übung ist weniger im Po als in den Oberschenkeln spürbar. Dafür müssen Sie die Hüfte bewusst nach vorne schieben und den Oberkörper leicht zurücknehmen.

10 Drehsitz-Dehnung

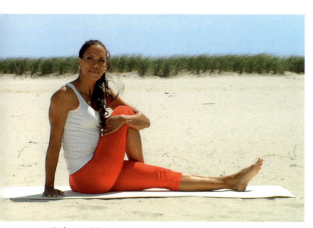

Dehnposition

Sie sitzen auf dem Boden, Ihr Rücken ist gerade und das linke Bein ausgestreckt. Schlagen Sie Ihr rechtes Bein über das linke und setzen Sie den Fuß an der Außenseite des linken Oberschenkels ab. Umfassen Sie dann Ihr Knie mit dem linken Arm und stützen Sie sich mit dem rechten Arm hinter dem Körper ab.
Jetzt vorsichtig das rechte Bein nach links herüberziehen und den Oberkörper in die Gegenrichtung drehen, bis Sie die Dehnung im Hüft- und Pobereich rechts spüren können. Zählen Sie langsam bis 10 und wechseln Sie dann die Seite.

11 Bauchdehnung / Kobra

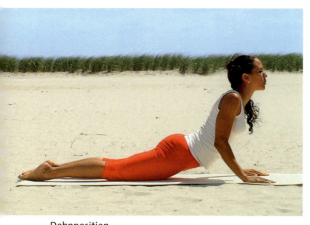

Dehnposition

Stützen Sie sich in der Bauchlage mit den Händen neben der Brust ab. Heben Sie den Oberkörper an und machen Sie sich lang. Becken und unterer Rücken dürfen nicht durchhängen! Langsam bis 10 zählen und dann die Dehnung auflösen.

Step three: Po und Bauch

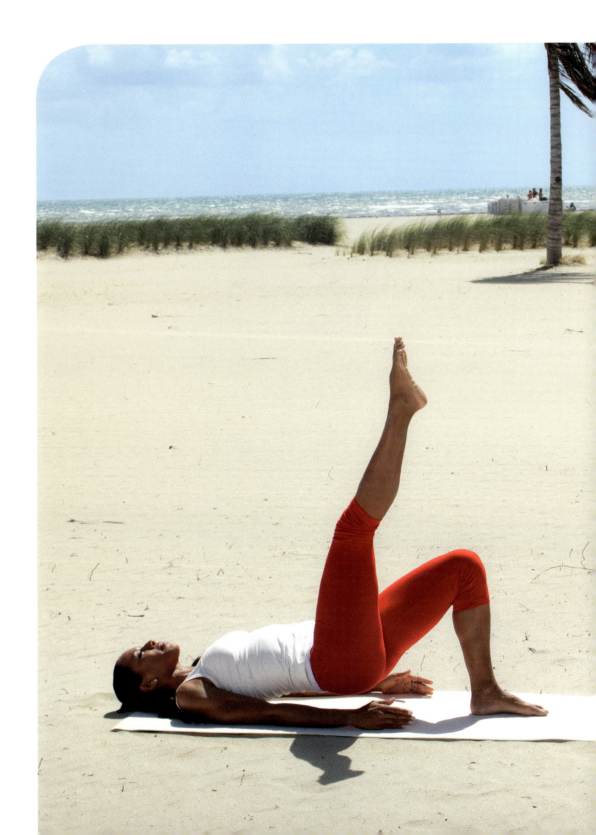

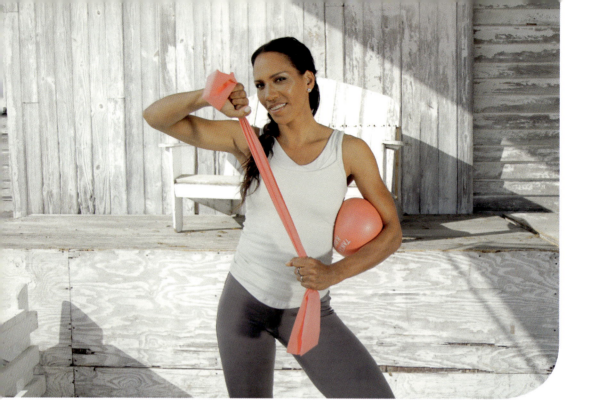

Step four:
Arme und Beine mit Band

Das Band eignet sich hervorragend, um Ihre Arme zu trainieren und schön zu formen. Mit diesem Programm trainieren Sie intensiv die Armrückseiten, aber auch die Schultern. Die Band-Übungen werden zudem alle mit Beinbewegungen kombiniert, sodass Ihr ganzer Körper gefordert wird, denn er muss die Balance halten. Dadurch kommt die Tiefenmuskulatur zum Einsatz, Ihr Rücken wird gestärkt, und Ihre Haltung verbessert sich.

Das Band hat auch den Vorteil, dass Sie es problemlos mitnehmen können und ein Bandtraining somit überall möglich ist, egal, ob Sie zu Hause sind oder unterwegs.

Beim Trainieren sollte das Band in jeder Position leicht unter Spannung stehen. Achten Sie darauf, es kurz genug zu halten, um die Übungen wirklich effektiv ausführen zu können.

Auch wenn dieses Workout für Ihre Schultern sehr anstrengend sein kann, vergessen Sie nie, die Schultern leicht nach unten zu ziehen. Stellen Sie sich dabei einfach vor, wie Ihre Haltung während des restlichen Tages aussehen soll. Aufrecht und die Schultern nach hinten unten gezogen – das ist Ihre Grundposition. Also, Haltung bewahren und durchstarten!

Step four: Arme und Beine mit Band

01 Ausfallschritt mit Armeschließen

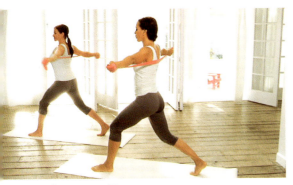
Ausgangsposition

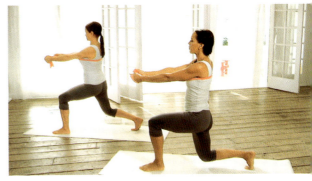
Bewegung 1

Ausgangsposition
Machen Sie aus dem aufrechten Stand mit dem linken Fuß einen großen Ausfallschritt nach vorne. Die Ferse des rechten Fußes löst sich dabei vom Boden. Halten Sie das Band mit beiden Händen hinter dem Körper, strecken Sie die Arme zur Seite aus und bringen Sie das Band unter leichte Spannung.

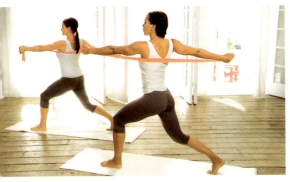
Bewegung 2

Bewegung
Beugen Sie beide Beine und senken Sie Ihr Becken kontrolliert ab, bis das hintere Knie fast den Boden berührt. Dabei nehmen Sie Ihre gestreckten Arme vor den Körper, sodass sich Ihre Fäuste fast berühren. (Bewegung 1) Dann gehen Sie wieder hoch in die Ausgangsposition. Wiederholen Sie diesen Bewegungsablauf 15 Mal. Dann bleiben Sie mit den Beinen in der mittleren Position, die Arme sind nach vorne ausgestreckt. Bewegen Sie abwechselnd einen Arm gestreckt nach hinten und führen Sie ihn wieder nach vorne. (Bewegung 2) 8 Wiederholungen pro Arm. Jetzt die Arme vor dem Körper ausstrecken und das Becken 20 Mal pulsierend senken und heben. Arme und Beine danach kurz lockern.

Variante
Wenn die Kombination der Arm- und Beinbewegung für Sie noch zu schwierig ist, können Sie Beine und Arme auch getrennt voneinander trainieren.

Das Band soll in allen Positionen Spannung haben, deshalb müssen Sie es kurz genug nehmen und gleichzeitig die Schultern unten lassen. Achten Sie darauf, dass Ihr vorderes Knie immer hinter der Fußspitze bleibt!

02 Ausfallschritt mit Armeöffnen

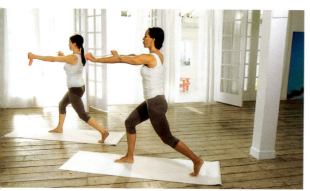

Ausgangsposition
Wechseln Sie nun die Seite und stellen Sie Ihren rechten Fuß im Ausfallschritt nach vorne, die Arme sind nach vorne gestreckt, das Band halten Sie waagerecht vor der Brust gespannt.

Ausgangsposition

Bewegung
Beugen Sie beide Beine und senken Sie Ihr Becken kontrolliert ab, bis das hintere Knie fast den Boden berührt. Beim Tiefgehen bewegen Sie die Arme zur Seite und nach hinten, wenn Sie wieder hochkommen, nehmen Sie die Arme mit nach vorne. Wiederholen Sie den Bewegungsablauf 20 Mal und bleiben Sie dann in einer mittleren Position.
Strecken Sie Ihre Arme in V-Form nach vorne aus. Führen Sie nun abwechselnd einen Arm nach hinten und wieder nach vorne. 8 Wiederholungen pro Arm. Jetzt bleiben die Arme in V-Form ausgestreckt, und Sie heben und senken 20 Mal pulsierend das Becken.
Danach dürfen Sie Arme und Beine lockern.

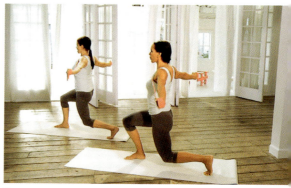

Bewegung

Variante
Wie in der ersten Übung können Sie Arme und Beine auch separat trainieren.

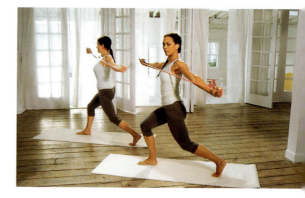

WICHTIG! Achten Sie wieder darauf, dass das vordere Knie hinter der Fußspitze bleibt. Lassen Sie die Schultern unten, auch wenn es schwerfällt. Denken Sie immer daran, dass Ihre Haltung beim Trainieren auch Ihre Haltung im Alltag beeinflusst!

Step four: Arme und Beine mit Band

03 Standwaage mit Armeheben

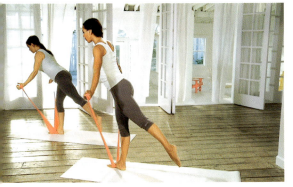
Ausgangsposition

Ausgangsposition
Setzen Sie im aufrechten Stand Ihren rechten Fuß auf die Mitte des Bands, Ihre Hände umfassen seine beiden Enden. Die Arme werden seitlich nach unten ausgestreckt. Heben Sie das linke Bein gestreckt nach hinten an und neigen Sie den Oberkörper nach vorne, als wollten Sie in die Standwaage gehen.

Bewegung
Sobald Sie die Balance gefunden haben und stabil stehen, heben und senken Sie beide Arme gleichzeitig 10 Mal so hoch wie möglich.
Anschließend heben und senken Sie jeden Arm abwechselnd 8 Mal. Dann halten Sie Ihre Arme ruhig in der Ausgangsposition und machen mit dem linken Bein 20 kleine, pulsierende Auf-und-ab-Bewegungen. Stellen Sie nun Ihren linken Fuß auf das Band und führen Sie die Übung auf der anderen Seite durch.

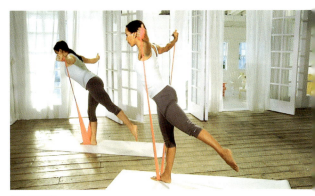
Bewegung

Variante
Wenn Sie sich in der Ausgangsposition noch unsicher fühlen, können Sie den hinteren Fuß auf dem Boden lassen.

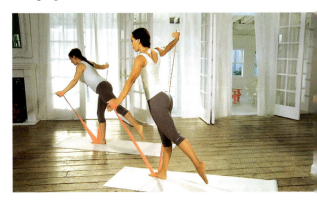

Bei dieser Übung ist die Bauchspannung für Ihren Rücken sehr wichtig. Damit Sie die Balance gut halten können, suchen Sie sich einen Fixpunkt für Ihre Augen und schieben Sie Ihr Brustbein nach vorne.

04 Armbeugen

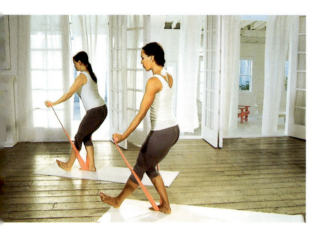
Ausgangsposition

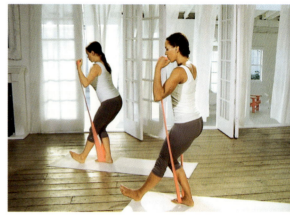
Bewegung

Ausgangsposition
Bleiben Sie mit Ihrem rechten Fuß auf dem Band stehen und setzen Sie das linke Bein gestreckt nach vorne auf, Ihr Gewicht bleibt auf dem rechten Bein.

Bewegung
Beugen und strecken Sie beide Arme gleichzeitig 10 Mal. Anschließend führen Sie die Bewegung im zügigen Wechsel beider Arme weitere 10 Mal pro Arm durch.
Stellen Sie nun Ihren linken Fuß auf das Band, setzen Sie das rechte Bein nach vorne auf und wiederholen Sie die Übung.

Variante
Wenn Sie die Spannung in den Beinen nicht mehr halten können, richten Sie sich auf und bewegen Sie Ihre Arme im Stehen.

Beugen und strecken Sie die Arme mit Spannung und spüren Sie nach, wie effektiv Ihre Armmuskeln arbeiten.

Step four: Arme und Beine mit Band

05 Kniebeugen auf einem Bein

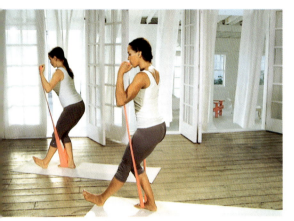
Ausgangsposition

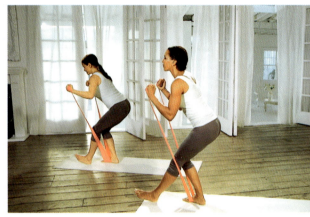
Bewegung

Ausgangsposition
Bleiben Sie in der Position der letzten Übung mit dem Gewicht auf Ihrem rechten Bein und lassen Sie die Arme gebeugt.

Bewegung
Gehen Sie mit dem Po 10 Mal langsam tief und hoch. Bleiben Sie dann in der unteren Position und bewegen Sie den Po mit kleinem Bewegungsumfang 15 Mal pulsierend auf und ab. Dann wechseln Sie die Seite und absolvieren die Übung mit dem linken Fuß vorne.

Variante
Wenn Sie mehr Gewicht auf Ihren linken Fuß bringen, muss sich das rechte Bein weniger anstrengen (und umgekehrt).

Wenn Sie das Maximum für Ihren Po herausholen wollen, lassen Sie das ganze Gewicht auf Ihrem rechten Bein und benutzen Sie den linken Fuß nur zur Balance. Achten Sie darauf, Ihren Oberkörper aufrecht zu halten – auch wenn es bequemer wäre, ihn nach vorne mitzubewegen.

06 Trizeps in Vorlage

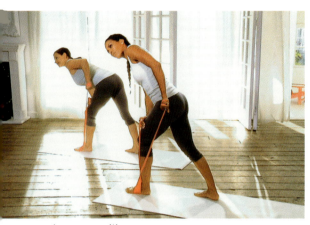

Ausgangsposition

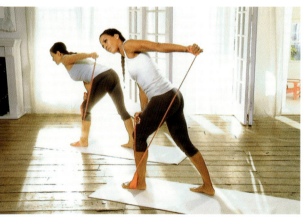

Bewegung

Ausgangsposition
Machen Sie mit dem linken Bein einen Ausfallschritt nach vorne und stellen Sie Ihren linken Fuß auf das Band. Ergreifen Sie das rechte Ende des Bands mit der linken Hand und umgekehrt. Stützen Sie sich mit der rechten Hand leicht auf dem linken Oberschenkel ab.

Bewegung
Heben Sie Ihren linken Ellenbogen leicht an und strecken Sie Ihren linken Arm 15 Mal langsam nach hinten oben aus. Führen Sie die gleiche Bewegung dann 15 Mal mit etwas weniger Bewegungsumfang aus, dafür schneller. Lassen Sie Ihren Arm anschließend ganz gestreckt und bewegen Sie ihn 15 Mal hoch und wieder zum Körper.
Dann kommt der Endspurt: Bewegen Sie den Arm in der obersten Position 15 Mal mit geringem Bewegungsumfang pulsierend auf und ab.
Dann wechseln Sie die Seite, setzen den rechten Fuß nach vorne und führen alle Übungsvarianten mit dem rechten Arm aus.

Variante
Je kürzer Sie das Band nehmen, umso anstrengender wird die Übung.

Halten Sie den Rücken gerade und achten Sie darauf, dass Ihr Ellenbogen immer oben bleibt und nicht nach unten absinkt!

Step four: Arme und Beine mit Band

07 Stehendes Beinheben

Ausgangsposition
Stellen Sie sich mit hüftbreit voneinander entfernten und gebeugten Beinen auf das Band und halten Sie die beiden Bandenden mit den Händen fest. Lehnen Sie Ihren Oberkörper nach vorne, die Hände nehmen Sie in die Hüfte, die Ellenbogen zeigen nach außen.

Bewegung
Nun richten Sie sich auf und heben dabei ein Bein gestreckt zur Seite hoch. Anschließend beugen Sie die Beine wieder und bringen den angehobenen Fuß in die Ausgangsposition zurück. Wiederholen Sie die Bewegung abwechselnd 15 Mal zu jeder Seite.

Variante
Wenn Ihnen die Übung zu anstrengend ist, gehen Sie einfach nicht so tief in die Hocke.

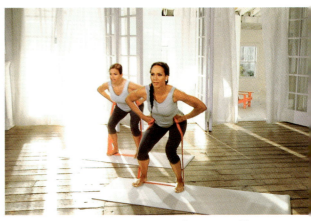
Ausgangsposition

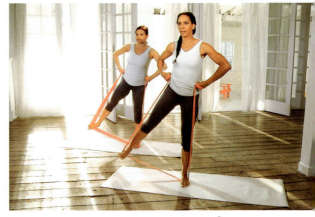
Bewegung

Achten Sie darauf, dass Ihr Becken sich nicht mitbewegt!

08 Trizeps im Stehen

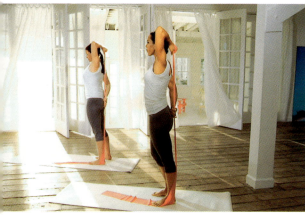

Ausgangsposition

Ausgangsposition
Stellen Sie sich aus dem aufrechten Stand mit Ihrem linken Fuß auf das eine Ende des Bands und fassen Sie das andere Ende mit der linken Hand hinter Ihrem Rücken. Der linke Arm ist gebeugt, der Oberarm zeigt senkrecht zur Decke.

Bewegung
Strecken und beugen Sie Ihren Arm 15 Mal. Dann lassen Sie den Arm nach oben gestreckt und machen in dieser Position 15 kleine Beuge- und Streckbewegungen mit dem Arm. Anschließend wechseln Sie die Seite und führen beide Übungsvarianten mit dem anderen Arm aus.

Variante
Die Übung wird schwieriger, wenn Sie Ihr rechtes Bein vom Boden lösen und nur auf dem linken Bein balancieren.

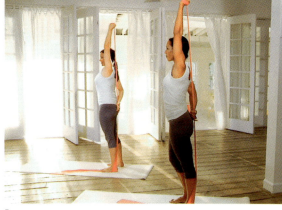

Bewegung

Ihr Oberarm muss immer neben dem Ohr bleiben, damit die Rückseite des Arms effektiv trainiert wird.

Step four: Arme und Beine mit Band

09 Tiefe Kniebeuge

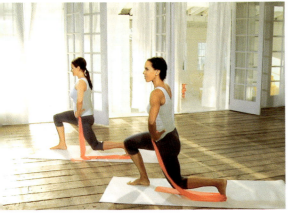
Ausgangsposition

Ausgangsposition
Machen Sie mit dem rechten Fuß einen großen Ausfallschritt nach vorne und legen Sie das linke Knie auf dem Boden ab. Das Band können Sie locker in der Hand halten oder auch weglegen, es kommt bei dieser Übung nicht zum Einsatz.

Bewegung
Heben Sie Ihr linkes Knie etwa zehn Zentimeter an und legen Sie es dann wieder auf dem Boden ab. Nach 15 Wiederholungen führen Sie 15 weitere Wiederholungen aus, bei denen Sie das Knie aber nicht mehr ablegen, sondern nur in einer kleinen Bewegung auf und ab bewegen.
Danach wechseln Sie die Seite und führen die Übung mit dem rechten Bein aus.

Variante
Wenn Sie empfindliche Knie haben, legen Sie sich ein Kissen oder Handtuch unter.

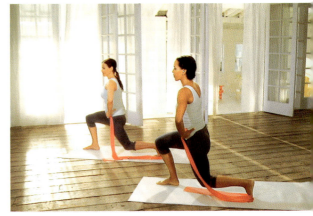
Bewegung

Das vordere Knie sollte immer hinter der Fußspitze bleiben.

10 Käfer

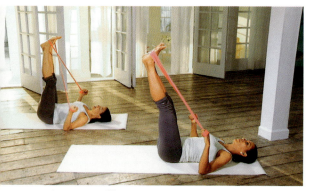
Ausgangsposition

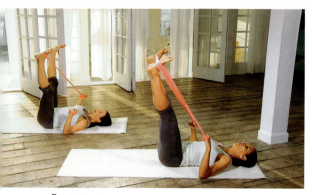
Bewegung 1

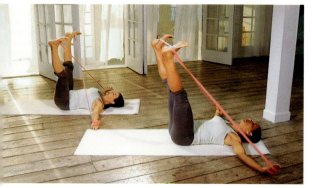
Bewegung 2

Ausgangsposition
In der Rückenlage legen Sie das Band auf Ihre Fußsohlen und überkreuzen es. Rollen Sie langsam nach hinten und strecken Sie Ihre geschlossenen Beine zur Decke aus, die Zehen sind angezogen. Die Ellenbogen liegen auf dem Boden, die Bandenden halten Sie fest in Ihren Händen.

Bewegung
Öffnen und schließen Sie Ihre Beine 20 Mal. (Bewegung 1)
Dann strecken Sie die Arme V-förmig nach oben aus, öffnen sie gleichzeitig mit den Beinen und bringen sie mit der Beinschließbewegung wieder ins V zurück. Arme und Beine bleiben dabei immer gestreckt. (Bewegung 2)
Wiederholen Sie die kombinierte Arm-Bein-Bewegung ebenfalls 20 Mal.

Variante
Wenn es Ihnen schwerfällt, die Bewegungen der Arme und Beine zu kombinieren, können Sie diese auch einzeln durchführen.

WICHTIG! Achten Sie auf eine korrekte Bein- und Armhaltung: Die Knie müssen leicht nach außen und die Handrücken nach unten zeigen.

Step four: Arme und Beine mit Band

11 Dehnung Beinrückseite

In der Rückenlage legen Sie das doppelt gefaltete Band über Ihre rechte Fußsohle und strecken beide Beine. Heben Sie dann das rechte gestreckte Bein an und ziehen Sie es so weit wie möglich zu sich heran. Sie spüren die Dehnung an der Rückseite des angehobenen Beins. Zählen Sie langsam bis 10, bevor Sie die Übung mit dem anderen Bein ausführen.

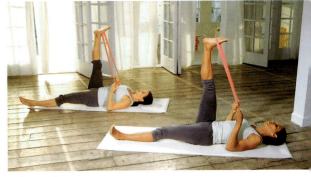
Dehnposition

12 Dehnung Arme und Schultern

Im Kniestand schieben Sie Ihren Po nach hinten, neigen Ihren Oberkörper nach vorne und legen die ausgestreckten Arme auf dem Boden ab. Drehen Sie Ihre Hände mit den Handflächen und Daumen nach oben. Sie sollten die Dehnung im Schultergürtel gut spüren können. Ziehen Sie dafür die Schultern nach hinten. Bleiben Sie für 10 Atemzüge in dieser Position, bevor Sie zur nächsten und letzten Dehnübung übergehen.

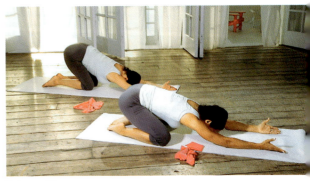
Dehnposition

13 Dehnung Hüfte und Beinvorderseite

Machen Sie mit Ihrem rechten Fuß einen großen Ausfallschritt nach vorne und senken Sie Ihren Oberkörper ab, bis das vordere Knie einen rechten Winkel bildet. Strecken Sie Ihr linkes Bein nach hinten aus, bis die Hüfte und die Vorderseite Ihres Oberschenkels spürbar gedehnt werden. Zählen Sie jetzt langsam bis 10 und wechseln Sie dann die Seite.

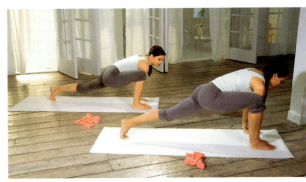
Dehnposition

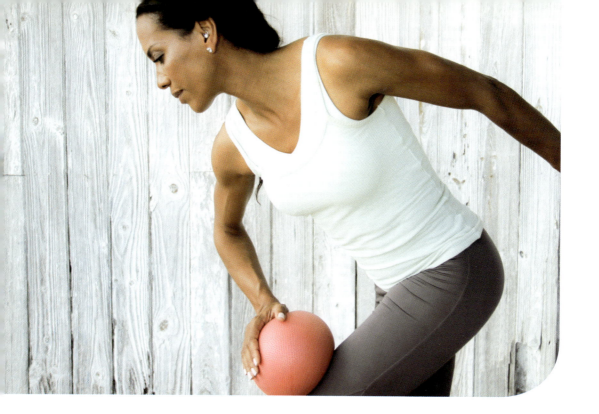

Step five:
Bauch und Po mit Ball

Um die Trainingsintensität für die Tiefenmuskulatur zu steigern, verwenden wir für das folgende Programm einen kleinen, aufblasbaren Ball. Der Ball sollte so gut mit Luft gefüllt sein, dass er sich prall anfühlt. Sollten Sie sich am Anfang auf dem Ball sehr instabil fühlen, blasen Sie ihn etwas weniger auf.

Wenn Sie in einer instabilen Position die Balance halten müssen, werden automatisch die tiefliegenden stabilisierenden Muskeln des Rumpfs gefordert. Diese Stützmuskeln befinden sich direkt am Skelett, beispielsweise zwischen den einzelnen Wirbeln am Rücken, wo sie die Wirbelsäule stabilisieren und unterstützen. Am Bauch gibt es ebenfalls einen tiefliegenden Muskel. Sie können ihn aktivieren, wenn Sie Ihren Bauch flach nach innen ziehen. Dieser Muskel arbeitet mit der Beckenbodenmuskulatur zusammen und umschließt Ihre Körpermitte wie ein Korsett.

Mit dem Ball trainieren Sie auch Ihr Balancegefühl. Dabei sind nicht nur die einzelnen Muskeln wichtig, sondern ebenso ihr Zusammenspiel. Möglicherweise sind Sie auf dem Ball zunächst unsicher und wackeln ständig. Wenn Sie diese Übungen häufig machen, werden Sie aber schnell Fortschritte verzeichnen können.

Step five: Bauch und Po mit Ball

01 Auf- und Abrollen

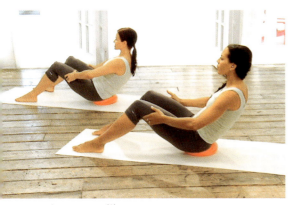
Ausgangsposition

Ausgangsposition
Setzen Sie sich mit angewinkelten Beinen auf den Ball und stellen Sie Ihre Füße fest auf den Boden. Nehmen Sie die Hände an die Außenseite der Oberschenkel und schieben Sie den Po und das Becken über den Ball nach vorne. Der Oberkörper ist nach hinten geneigt, der untere Rücken ist gerundet und eingerollt, die Brustwirbelsäule lang gestreckt.

Bewegung
Senken Sie den Oberkörper leicht nach hinten ab und heben Sie ihn dann wieder an. (Bewegung 1)
Nach 20 Wiederholungen bleiben Sie in der mittleren Position. Bewegen Sie jetzt nur die Arme gegengleich 10 Mal auf und ab und halten Sie den Oberkörper dabei ruhig. (Bewegung 2)

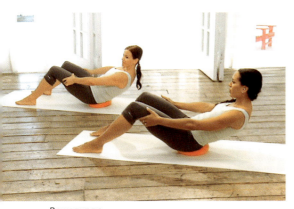
Bewegung 1

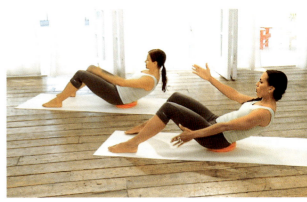
Bewegung 2

Variante
Zur Eingewöhnung können Sie zunächst ohne Ball trainieren, falls die Übung ansonsten noch zu schwierig ist.

Halten Sie Ihr Becken stets nach vorne gekippt und ziehen Sie Ihren Bauch ganz flach nach innen. Diese Übung verlangt maximale Bauchspannung, dafür ist sie besonders wirkungsvoll!

02 Seitliches Rumpfheben

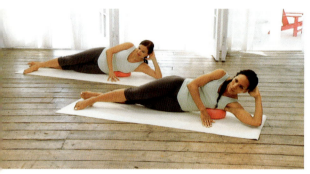
Ausgangsposition

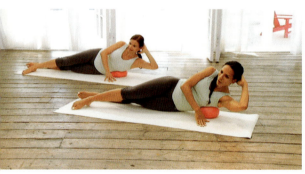
Bewegung 1

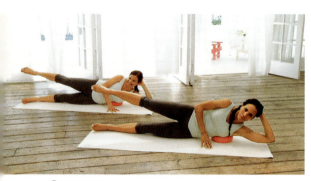
Bewegung 2

Ausgangsposition
Sie liegen auf Ihrer linken Seite, positionieren den Ball unter Ihren Rippen und nehmen Ihr oberes Bein nach vorne. Die linke Hand stützt Ihren Kopf, die rechte befindet sich vor dem Körper.

Bewegung
Heben und senken Sie den Oberkörper 15 Mal und bleiben Sie dann für 15 kleine Auf-und-ab-Bewegungen in der oberen Position. (Bewegung 1)
Jetzt legen Sie den linken Ellenbogen wieder auf dem Boden ab und heben und senken das obere Bein 15 Mal. Bei den letzten 15 Wiederholungen bewegen Sie das Bein weiter auf und ab, lösen aber Ihren Ellenbogen erneut vom Boden. (Bewegung 2)
Im Anschluss legen Sie sich auf Ihre rechte Seite und wiederholen die gesamte Sequenz.

Variante
Falls es Ihnen schwerfällt, die Balance zu halten, können Sie den Ellenbogen auch während der gesamten Übung auf dem Boden lassen.

Die richtige Position des Balls ist wichtig und vereinfacht die Übung etwas. Der Ball soll sich genau zwischen Taille und Achsel befinden, damit Sie Ihre Hüfte gerade ausrichten können.

Step five: Bauch und Po mit Ball

03 Brücke

Ausgangsposition
Legen Sie sich auf den Rücken, winkeln Sie die Knie an und stellen Sie die Füße auf. Klemmen Sie sich den Ball zwischen die Knie und drücken Sie Ihre Füße zusammen.

Bewegung
Bewegen Sie Ihren Po 20 Mal hoch und tief. Die Schulterblätter dabei nicht vom Boden abheben und den Oberkörper ruhig halten. Dann bleiben Sie in der höchsten Position und drücken den Ball 20 Mal zügig zusammen. (Bewegung 1)
Halten Sie den Ball leicht gedrückt und lösen Sie Ihre Fersen vom Boden. Bewegen Sie Ihren Po wieder 20 Mal tief und hoch und bleiben Sie anschließend in der oberen Position. Jetzt folgen 20 kleine, pulsierende Hoch-Tief-Bewegungen. (Bewegung 2)

Variante
Lassen Sie Ihre Fersen einfach am Boden, falls Ihnen diese Übungsvariante schwerfällt oder Sie Krämpfe an der Rückseite der Beine bekommen.

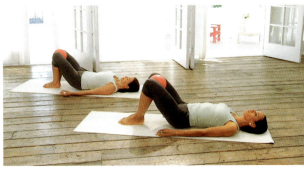
Ausgangsposition

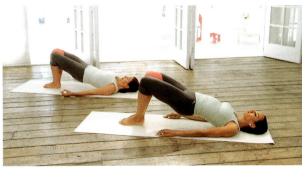
Bewegung 1

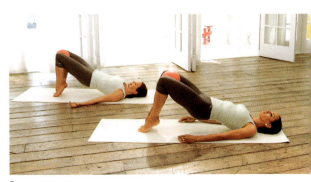
Bewegung 2

Eine bekannte Übung, die es in sich hat. Drücken Sie Ihre Füße immer fest zusammen und achten Sie darauf, dass die Hüfte in der oberen Position gestreckt ist, damit Ihr Po richtig arbeitet. Wenn Sie genügend Druck auf den Ball geben, trainieren Sie gleichzeitig die Innenseiten Ihrer Oberschenkel.

04 Vierfüßler

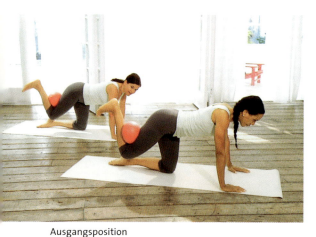
Ausgangsposition

Ausgangsposition
Begeben Sie sich in den Vierfüßlerstand. Das rechte Knie anwinkeln und vom Boden abheben, den Ball in die Kniekehle klemmen.

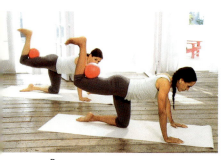
Bewegung 1

Bewegung
Heben Sie Ihr gebeugtes rechtes Knie hoch, sodass sich Rücken und rechter Oberschenkel auf einer Linie befinden. Dann senken Sie das Bein wieder in die Ausgangsposition ab. Nach 15 Wiederholungen bleiben Sie in der oberen Position. Jetzt den Ball 20 Mal zügig mit der Wade an den Oberschenkel drücken. (Bewegung 1)

Variieren Sie nun die Übung, indem Sie Ihr Knie auf Hüfthöhe anheben und dann schräg nach unten zur linken Wade absenken. Das Becken dabei ruhig halten, nicht zur Seite ausweichen. Führen Sie die Bewegung 15 Mal aus. (Bewegung 2)

Bleiben Sie dann in der oberen Position und machen Sie mit dem gebeugten Bein 20 kleine, pulsierende Auf-und-ab-Bewegungen.

Wiederholen Sie alle Übungsvarianten anschließend mit dem Ball in der linken Kniekehle.

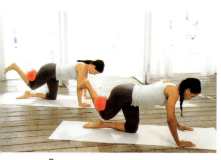
Bewegung 2

Variante
Wenn Sie sich nicht gut auf Ihre Hände stützen können, legen Sie alternativ Ihre Unterarme auf dem Boden ab.

Spannen Sie Ihren Bauch stets fest an, um den Rücken stabil zu halten. Spüren Sie, wie die Muskulatur an den Rückseiten Ihrer Oberschenkel und im Po arbeitet – vor allem bei den letzten pulsierenden Bewegungen sollte es im Po brennen!

Step five: Bauch und Po mit Ball

05 Schräges Rumpfheben

Ausgangsposition
Legen Sie sich auf die rechte Seite und platzieren Sie den Ball unterhalb Ihres rechten Schulterblatts. Das Gewicht auf die rechte Pobacke verlagern und das (obere) linke Bein nach hinten nehmen. Die rechte Hand hinter den Kopf legen, die linke Hand an die linke Hüfte.

Bewegung
Heben und drehen Sie den Rumpf nach links oben und kommen Sie wieder zurück in die Position. Diese große Bewegung führen Sie 20 Mal aus, bevor Sie mit dem Rumpf oben bleiben und dort 20 kleine Rotationsbewegungen absolvieren.
Dann wechseln Sie die Seite, positionieren den Ball unter Ihrem linken Schulterblatt und wiederholen die Sequenz.

Variante
Sie können den rechten Arm nach vorne ausstrecken, anstatt ihn an den Kopf zu legen, dann fällt Ihnen die Bewegung leichter.

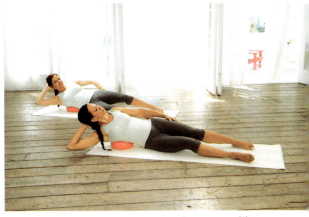

Ausgangsposition

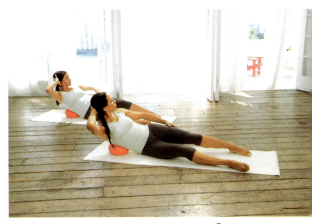

Bewegung

Halten Sie immer die Spannung im Bauch und lassen Sie den Rücken nicht über dem Ball »hängen«. Wenn Sie die Übung korrekt durchführen, spüren Sie deutlich, wie Ihr schräger Bauchmuskel arbeitet.

B.FIT in 30 Tagen

06 Seitliches Beinheben

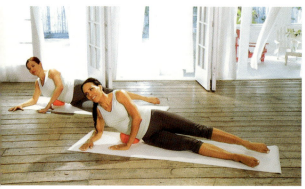

Ausgangsposition

Ausgangsposition
Legen Sie sich mit gestreckten Beinen auf Ihre rechte Seite. Den Ball unter der Taille platzieren, den rechten Unterarm aufstützen, das rechte Bein auf dem Boden nach vorne schieben, das linke Bein dahinter ablegen.

Bewegung
Heben und senken Sie das linke Bein 20 Mal, dann bleiben Sie in der oberen Position. (Bewegung 1)
Beugen und strecken Sie das obere Bein nun 20 Mal, ohne dabei die Position des Oberschenkels zu verändern. Dann lassen Sie das Bein gebeugt und schieben es 20 Mal nach hinten. Schließlich bleibt das gebeugte Bein hinter dem Körper, und Sie absolvieren zum Abschluss 20 kleine Hoch-Tief-Bewegungen. (Bewegung 2)
Jetzt legen Sie sich auf Ihre linke Seite und führen die Übung mit dem anderen Bein aus.

Variante
Wenn Sie Ihr Bein zwischenzeitlich kurz auf dem Boden ablegen, ist die Übung weniger anstrengend.

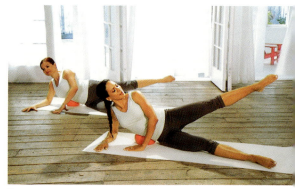

Bewegung 1

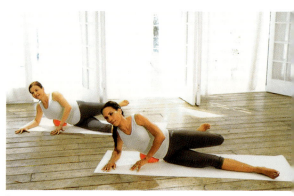

Bewegung 2

Diese Übung ist besonders effektiv, wenn Sie den oberen Hüftknochen möglichst weit nach vorne schieben. Versuchen Sie es, Sie werden den Unterschied spüren!

Step five: Bauch und Po mit Ball

07 Unterarmsitz

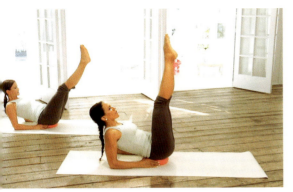

Ausgangsposition

Ausgangsposition
Setzen Sie sich auf den Ball, lehnen Sie sich nach hinten und stützen Sie sich rücklings auf Ihren Unterarmen ab. Die Beine strecken Sie lang nach oben aus.

Bewegung
Heben und senken Sie Ihre Beine 15 Mal, um sie dann in der mittleren Position für weitere 15 Wiederholungen mit geringem Bewegungsumfang auf und ab zu bewegen.

Variante
Lassen Sie die Beine gebeugt und halten Sie den Bewegungsumfang klein.

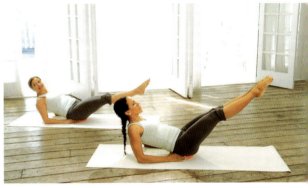

Bewegung

Der Ball muss so positioniert werden, dass er den Rücken unterstützt. Bewegen Sie Ihre Beine nur so weit nach unten, wie Sie die Spannung im Bauch halten können. Sie können das gut an Ihrer Bauchdecke sehen: Wenn sie sich nach außen wölbt, ist der Bewegungsumfang zu groß!

08 **Balldrücken**

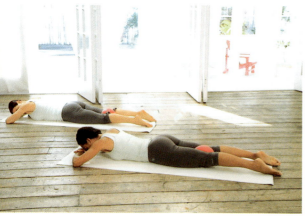
Ausgangsposition

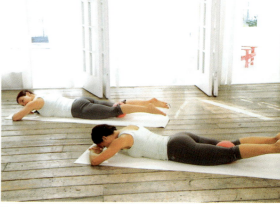
Bewegung

Ausgangsposition
Sie liegen auf dem Bauch und halten den Ball zwischen den Knien eingeklemmt. Ihr Kopf liegt auf den Händen.

Bewegung
Ziehen Sie den Bauch nach innen, heben Sie die gestreckten Beine etwas an und drücken Sie den Ball dann 20 Mal mit den Beinen zusammen. Anschließend führen Sie noch einmal 20 Wiederholungen in schnellerem Tempo durch.

Variante
Wenn Sie den Ball während der Übung auf dem Boden halten, fällt Ihnen die Übung leichter – vor allem, wenn Sie die Belastung im unteren Rücken spüren sollten.

Den Bauch immer fest nach innen ziehen, damit der Rücken entlastet wird! Diese Übung trainiert wunderbar den Po sowie die Innenseiten Ihrer Oberschenkel und den Beckenboden.

Step five: Bauch und Po mit Ball

09 Dehnübung Kobra

In der Bauchlage stützen Sie Ihre Hände neben der Brust auf und schieben den Oberkörper leicht nach oben. Lassen Sie dabei Ihre Schultern unten und achten Sie auf eine gute Spannung in der Körpermitte. Ihr Rücken darf sich nicht gestaucht anfühlen. Zählen Sie langsam bis 10.

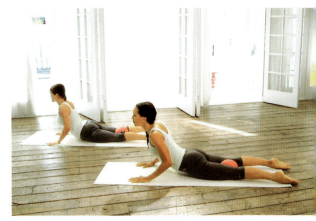

Dehnposition

10 Dehnübung Hüfte und Flanke

Setzen Sie sich mit ausgestrecktem rechtem Bein und angewinkeltem linkem Bein auf den Boden. Unter Ihr linkes Knie legen Sie den Ball, den linken Arm strecken Sie über dem Kopf zur Seite, mit der rechten Hand fassen Sie Ihren rechten Fuß. Drehen Sie Ihren Oberkörper und Kopf Richtung Decke, damit Sie spüren, wie sich Ihre gesamte Körperseite langzieht und der Abstand zwischen den einzelnen Rippen größer wird. Zählen Sie langsam bis 10 und wechseln Sie dann die Seite.

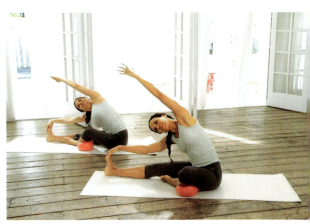

Dehnposition

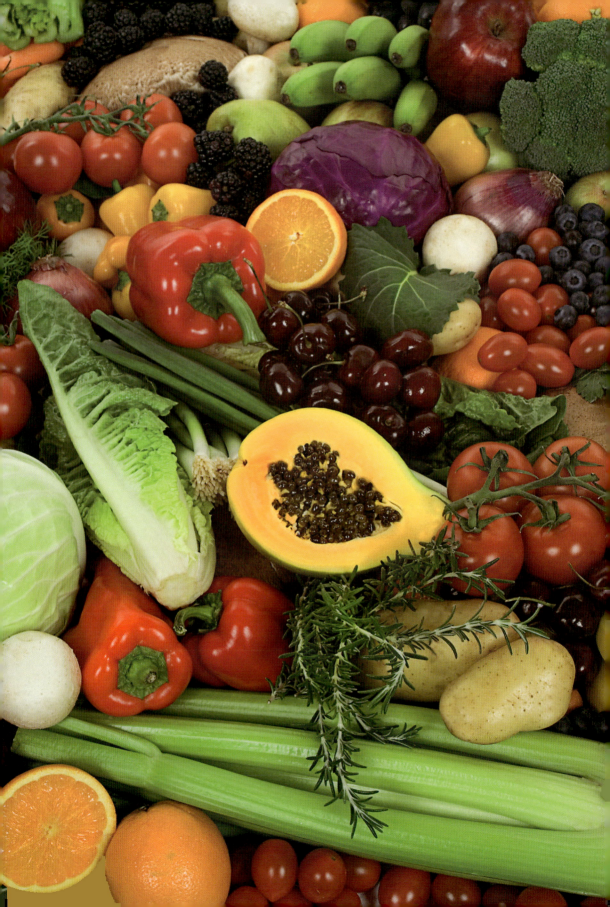

Die Ernährung

Richtig essen und trinken

Die Auswahl der richtigen Nahrungsmittel macht's

Das B.FIT-Ernährungskonzept ist einfach und leicht nachvollziehbar, es ist wirkungsvoll und nachhaltig zugleich. Hauptsächlich basiert es auf den grundlegenden Lebensmitteln, auf die der Mensch schon seit Millionen von Jahren zurückgreift, wie Fisch, Fleisch, Gemüse, Kräutern, Samen oder Nüssen. Nahrungsmittel, die auf die Evolution bezogen relativ neu sind, etwa Getreide, Milchprodukte, Soja, Kartoffeln, Hülsenfrüchte, Erdnüsse oder Tomaten werden nur in Maßen verwendet, da sie unserem Körper weniger guttun und unseren Stoffwechsel teils negativ beeinflussen können. Dadurch können sie die Leistungsfähigkeit vermindern und bei Menschen, die gleichzeitig ein paar Pfunde verlieren möchten, das Abnehmen einschränken. Viele Abnehmwillige hangeln sich von Diät zu Diät, wobei diese Radikalkuren oft eine einseitige statt einer gesunden und abwechslungsreichen Ernährung empfehlen und einen hohen Gewichtsverlust in wenigen Tagen versprechen. Der Jo-Jo-Effekt ist bei solchen Diäten vorprogrammiert. Wer sich jedoch zu einseitig ernährt oder sogar zu wenig Nahrung aufnimmt, schadet seiner Gesundheit und seinem Wohlbefinden. Ein stetiges Hungergefühl signalisiert dem Körper, dass er Reserven einlagern muss, statt überschüssige Energie zu verbrauchen. Durch die optimale Kombination von Bewegung und Ernährung verschwindet überflüssiges Körperfett von alleine. Sie werden sich so vital und fit fühlen wie noch nie in Ihrem Leben.

Alles zu seiner Zeit

»Das Frühstück ist für mich die wichtigste Mahlzeit am Tag. Ein wichtiger Zeitpunkt für mich und die Kinder. Dafür nehme ich mir immer ein halbe Stunde. Hungrig zur Schule – das kommt bei uns nicht vor. Auch das Mittagessen fällt bei mir nicht aus.
Das Abendessen kommt manchmal zu kurz. Wenn ich am Tag zu viel zu mir genommen habe, spare ich das abends ein. Mein Snack nach 18 Uhr besteht oft aus Nüssen oder einer eiweißbetonten Mahlzeit.«

Optimal Energie verbrennen

Mit Bewegung und der richtigen Ernährung erreichen Sie Ihr Wunschgewicht schneller, als Sie denken. Meine Rezepte sind deshalb so zusammengestellt, dass sie den Fettstoffwechsel unterstützen. Das bedeutet nicht, dass Sie grundsätzlich auf Fett verzichten sollen. Im Gegenteil, Fett ist für unseren Körper lebensnotwendig, vorausgesetzt, Sie nehmen davon nicht zu viel zu sich und wählen das »richtige« Fett aus. Was wirklich dick macht, sind vor allem Kohlenhydrate in Form von Zucker und Getreide.

Für einen gut funktionierenden Fettstoffwechsel und eine gesunde Ernährung benötigen wir in erster Linie Eiweiß, auch Protein genannt. Es bildet die Grundlage für viele lebenswichtige Vorgänge und Funktionen in unserem Körper, ist notwendig zur Produktion von Hormonen, zur Stärkung des Immunsystems, zur Regeneration und zum Aufbau von Zellen (Haut, Haare oder Knochen), somit auch essenziell für Ihre Muskelzellen.

Wenn Sie Ihr Training mit der Zufuhr von hochwertigem Eiweiß kombinieren, machen Sie sich dadurch einen Doppeleffekt zunutze: Sie bauen magere Muskelmasse auf und verbrennen gleichzeitig mehr Kalorien. Denn mehr Muskelmasse bedeutet auch einen erhöhten Energieumsatz, besonders nach dem Training. Unnötige Fettreserven werden »angegriffen« und verbrannt – Ihre Fettpolster schmelzen!

Mit der richtigen Nahrungsauswahl beeinflussen Sie auch Ihren Blutzuckerspiegel optimal, das heißt, er steigt weniger hoch an. Das Hormon Insulin ist dafür verantwortlich, dass der Blutzucker aus unserem Blut in die Körperzellen transportiert wird, in denen er dann in Energie umgewandelt und somit verbrannt oder als Glykogen kurz- und mittelfristig gespeichert wird. Diese Versorgung ist umso effektiver, wenn der Blutzuckerspiegel nur gering ansteigt und wenig Insulin nötig ist, um ihn wieder zu senken. So sind Sie auch vor Heißhungerattacken geschützt. Große Schwankungen des Blutzuckerspiegels, vor allem verursacht durch hohe Mengen an Kohlenhydraten, beeinflussen also eine Gewichtsabnahme negativ.

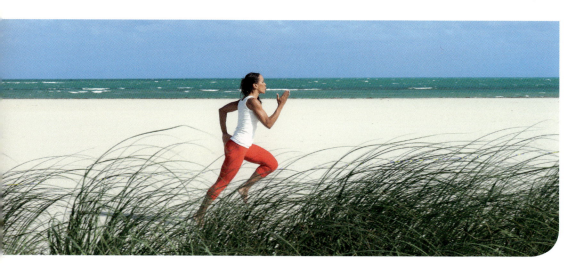

Die Ernährung

Die richtige Mischung

Für eine gesunde Ernährung ist es wichtig, dass Kohlenhydrate, Fett und Eiweiß im richtigen Verhältnis zueinander aufgenommen werden, damit unser Körper gleichzeitig mit den notwendigen Vitalstoffen versorgt wird. So sollte der Anteil an Eiweiß – bezogen auf die zugeführte Kalorienmenge – etwa 30 Prozent betragen. Sehr hochwertige Proteine stecken in Fleisch, Fisch und Eiern.

Der Anteil an Fett sollte ebenfalls bei 30 Prozent liegen. Gesundes Fett ist beispielsweise in Fleisch, Olivenöl, Nüssen, Kokosmilch, Avocados und Fisch enthalten. Hier ist vor allem der Anteil an Omega-3-Fettsäuren von Bedeutung, die zu den essenziellen Fettsäuren gehören, vom menschlichen Körper also nicht hergestellt werden können. Sie sind in tierischen Produkten zu finden, zum Beispiel in Tiefsee-Fischarten wie Lachs oder Thunfisch, in Fleisch von frei laufendem Rind oder Lamm, aber auch in pflanzlichen Nahrungsmitteln wie Mandeln oder Walnüssen.

Die restlichen 40 Prozent sind den Kohlenhydraten vorbehalten, die überwiegend in Form von Gemüse und Obst aufgenommen werden sollten.

Omega-3 gegen Allergien

»Ich hatte über viele Jahre Probleme mit Allergien. Seit ich ausreichend Omega-3-Fettsäuren zu mir nehme, ist alles viel besser. Ich denke, es ist ein Grund dafür, öfter Fisch zu essen.«

Das braucht unser Körper: Vitamine, Mineralstoffe, essenzielle Fettsäuren

Bedingt durch das Training und aufgrund unserer westlichen Lebensgewohnheiten, die zunehmend mit Stress und Belastung für Körper und Geist verbunden sind, hat unser Körper neben dem Bedarf an den Makronährstoffen Eiweiß (Aminosäuren), Kohlenhydraten und Fett (Fettsäuren) einen hohen Bedarf an essenziellen Mikronährstoffen wie Vitaminen, Mineralstoffen, Spurenelementen und sekundären Pflanzenstoffen. Umso wichtiger ist es deshalb, dass wir uns in der heutigen Zeit ausreichend bewegen und gesund ernähren.

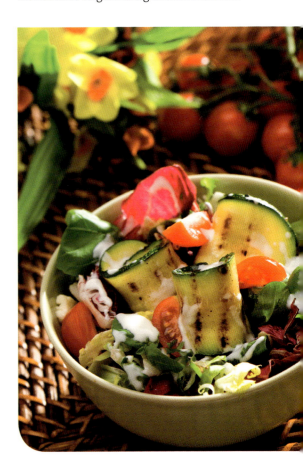

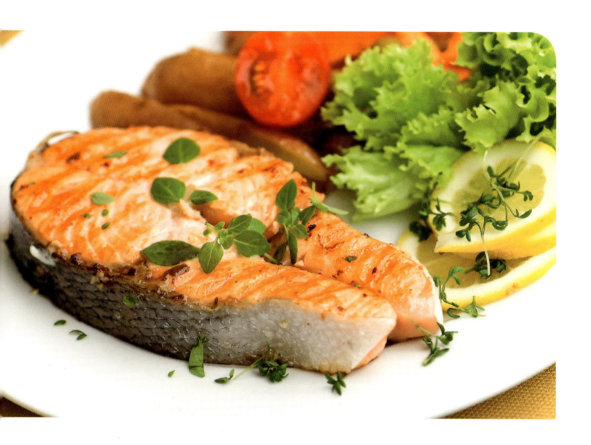

Durch die intensiven Anbaumethoden der letzten Jahrzehnte hat die Qualität unserer Nahrungsmittel jedoch stark abgenommen: Ackerböden sind ausgelaugt, Massentierhaltung lässt die Qualität des Fleischs und somit auch den Gehalt an wertvollen Omega-3-Fettsäuren sinken. Selbst bei einer optimalen Nahrungsauswahl kann unser Körper oft nicht ausreichend mit Vitaminen, Mineralstoffen und sekundären Pflanzenstoffen versorgt werden.

Halten wir uns beispielsweise selten in der Sonne auf, kann unser Körper nicht ausreichend Vitamin D aufnehmen, das für den Knochenaufbau sehr wichtig ist. Kurze Aufenthalte in der Sonne, ohne dass Sonnencreme mit hohem Lichtschutzfaktor aufgetragen wird, tun unserem Körper also durchaus gut – aber eben nur kurze Aufenthalte! Innerhalb des 30-Tage-Plans ist es deshalb möglich, auf orthomolekulare Produkte zurückzugreifen, wie etwa Fischöl-Präparate, Vitamin-D- und Magnesiumprodukte, um zusätzlich zur Ernährungsumstellung für eine Leistungssteigerung und bessere Regeneration zu sorgen, aber auch, um die Gewichtsreduktion zu unterstützen.

Verwenden Sie hochwertige Produkte

In den Rezepten kommen manche Nahrungsmittel in mehreren Mahlzeiten vor. Sie sind besonders wertvoll in ihrer Zusam-

Die Ernährung

mensetzung, denn sie versorgen unseren Körper mit ihren gesundheitsfördernden Inhaltsstoffen wie Vitaminen, Mineralstoffen und sekundären Pflanzenstoffen.

Zu diesen Nahrungsmitteln gehören Blaubeeren, Brokkoli, Kurkuma, grüner Tee, Eier, Fisch, Ingwer, Karotten, Knoblauch, Koriander, Mandeln, Walnüsse, Wildlachs und Zwiebeln. Achten Sie bei frischen Lebensmitteln, besonders bei Gemüse, Obst, Fleisch, Fisch und Eiern, auf gute Qualität. Sie sollten möglichst aus biologischem Anbau beziehungsweise Bio-Zucht stammen. Eier enthalten beispielsweise nur dann hohe Mengen an den wertvollen essenziellen Omega-3-Fettsäuren, wenn die Hühner entsprechend gefüttert und gehalten wurden. Eine artgerechte Tierhaltung und der Aufenthalt im Freien tragen wesentlich zur Gesundheit der Hühner und letztendlich zu einer guten Qualität ihrer Eier bei.

Dasselbe gilt für Fleisch. Kaufen Sie auch hier vorzugsweise Fleisch in Bio-Qualität oder von Ihnen bekannter Herkunft.

In unserem Ernährungsplan gibt es viele Rezepte, bei denen bewusst mit Eiern gekocht wird. Eier enthalten hochwertiges Eiweiß, das der Körper sehr gut in körpereigenes Protein umwandeln und somit verwerten kann. Das ist bei vielen pflanzlichen Eiweißquellen nicht der Fall. Außerdem enthalten Eier wertvolles Vitamin B12, Vitamin D sowie Biotin.

Obst und Gemüse sind umso gehaltvoller an Mineral- und Vitalstoffen, wenn sie aus biologischem Anbau stammen, denn nur wenn die Böden ausreichende Mengen an Spurenelementen und Mineralien enthalten, können diese auch von den Pflanzen aufgenommen werden.

Das richtige Zeitfenster

Wenn Sie mit dem Training beginnen, sollte Ihre letzte Mahlzeit bereits drei Stunden zurückliegen, denn mit vollem Magen sind Sie weniger leistungsfähig, da Ihr Körper noch mitten im Verdauungsprozess steckt. Nach dem Training sollten Sie etwa 30 bis 60 Minuten mit der nächsten Mahlzeit warten, denn Ihr Körper ist jetzt voll und ganz damit beschäftigt, weiter Energie zu verbrennen, unterstützt durch Enzyme, die den Fettstoffwechsel zusätzlich ankurbeln.

In meinem Ernährungskonzept sind drei Mahlzeiten pro Tag vorgesehen. Damit der Körper überschüssiges Fett abbauen kann, ist es wichtig, dass Sie kleine Snacks zwischendurch vermeiden und zwischen den einzelnen Mahlzeiten ein Zeitraum von etwa fünf Stunden liegt.

Trinken, trinken, trinken

Trinken Sie reichlich, vor allem zwischen den Mahlzeiten. Statt viele kleine Schlucke zu nehmen, sollten Sie sich mindestens ein bis zwei Gläser Flüssigkeit auf einmal zuführen. Den Stoffwechsel kurbeln Sie am besten an, indem Sie spätestens 30 Minuten vor einer Mahlzeit das letzte Mal etwas trinken. So kann sich Ihr Körper während des Essens auf die Verdauung konzentrieren.

Empfehlenswert sind ungesüßte Tees, wie Kräutertee, Früchtetee oder grünen Tee, sowie Mineralwasser. Sollte Ihnen der Geschmack von grünem Tee nicht zusagen, machen Sie doch einfach eine Schorle daraus und mischen Sie ihn mit Mineralwasser. Das können Sie auch mit allen anderen Teesorten tun. Kaffee und Espresso trinken Sie am besten schwarz. Espresso nach dem Essen unterstützt sogar das Sättigungsgefühl und regt die Verdauung an.

B.FIT in 30 Tagen

Was bewirken 30 Tage Ernährungsumstellung?

Der 30-Tage-Plan ist nicht nur eine Ernährungsumstellung, die Ihnen dazu verhilft, dass Sie an Gewicht verlieren, er hat auch noch viele weitere positive Effekte auf Ihren Körper. So werden Sie eine neue Schlafqualität erfahren und viel häufiger erholsame Tiefschlafphasen erleben. Tiefer Schlaf bedeutet mehr Regeneration für den Körper, denn diese findet, physiologisch betrachtet, während des Schlafs statt.

Die verwendeten Nahrungsmittel werden sich positiv auf das Darmmilieu und somit auf Ihr gesamtes Immunsystem auswirken. Ein intaktes Immunsystem macht Sie nicht nur weniger anfällig für Infekte und Stress, vielmehr werden Sie dadurch auch motivierter und leistungsfähiger – sowohl im Alltag als auch bei Ihrem Training.

Mit einer gesunden Ernährung versorgen Sie den Körper mit allen lebenswichtigen und -notwendigen Nährstoffen, die nicht nur für Schönheit von außen, sondern auch von innen sorgen.

Die Wochenpläne

Die Wochenpläne sind so gestaltet, dass alle Nährstoffe ausreichend enthalten sind. Die Mahlzeiten sind abwechslungsreich aus den unterschiedlichsten Nahrungsmitteln zusammengestellt und werden mit vielen frischen Kräutern und Gewürzen zubereitet. Es sind überwiegend warme Gerichte, um für eine gute Verdauung zu sorgen und den Stoffwechsel zu entlasten. Damit Ihnen das Einhalten des Wochenplans leichter fällt, haben Sie fünf Mal pro Woche die Gelegenheit, Mahlzeiten vorher zuzubereiten, um sie gegebenenfalls zur Arbeit mitzunehmen. Gewürzt wird so, dass möglichst alle Geschmacksnerven aktiviert werden, also von süß bis salzig, von mild bis scharf. Ziel ist es, möglichst wenig Zucker und Salz zu sich zu nehmen.

Viele Rezepte werden mit Fleisch und Fisch zubereitet, da diese einen großen Teil des Bedarfs an essenziellen Fettsäuren decken. Dennoch können auch Vegetarier das 30-Tage-Programm durchführen, da es zahlreiche fleisch- und fischlose Varianten gibt.

Wichtig ist es auch, Ihre Mahlzeiten zu genießen. Lassen Sie sich Zeit bei der Zubereitung der Gerichte und nehmen Sie Ihr Essen am besten gemeinsam mit der Familie, mit Arbeitskollegen oder Freunden zu sich.

Dinner Cancelling für den Extraschub

Für einen Extraschub zum Erreichen des Wunschgewichts können Sie einmal pro Woche das sogenannte Dinner Cancelling einplanen, was bedeutet, dass das Abendessen ausfällt. Die letzte Mahlzeit essen Sie dann am Nachmittag vor 16 Uhr. Diese Mahlzeit enthält viel Eiweiß, wie etwa das Gemüseomelett, das Sie mit einem zusätzlichen Ei zubereiten.

Am Abend absolvieren Sie eine Trainingseinheit, damit die Fettverbrennung zusätzlich angekurbelt wird. An diesem Tag sollte die Menge an Kalorien, die Sie im Laufe des Tages zu sich genommen haben, nicht höher sein als an den anderen Tagen, denn für den Abnehmerfolg ist Ihre Energiebilanz ausschlaggebend, also das Verhältnis der Kalorienaufnahme zum Kalorienverbrauch. Das bedeutet, Sie sollten auf keinen Fall mehr Kalorien aufnehmen, als Sie verbrauchen!

Die Ernährung

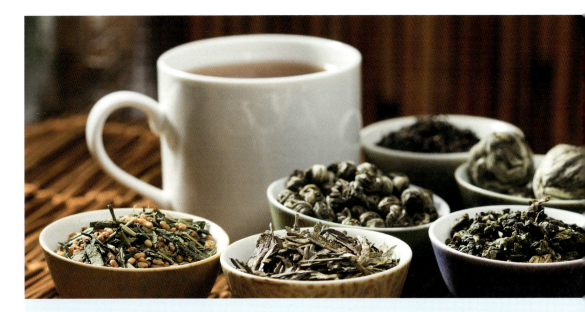

Detox!

»Detox ist für mich eine Kraftquelle, einfach, weil damit der schnelle Wohlfühlerfolg möglich wird – nicht nur, was das Abnehmen angeht, mir geht es danach einfach viel besser. Ein paar Tage oder eine Woche ohne Alkohol und Süßigkeiten, das ist meine Art von Detox. Auch wenn ich Milchprodukte weglasse, spüre ich sofort eine positive Veränderung in meinem Körper.

Übrigens: Heilfasten ist nicht mein Ding, weil ich einfach sehr gern esse. Ich habe lediglich einmal in meinem Leben ausschließlich flüssige Nahrungsmittel zu mir genommen. Nicht, weil ich abnehmen wollte, sondern um zu entschlacken. Für mich ist es sinnvoller, einige Tage mehr Gemüse zu essen, gedünstet ohne Fleisch oder in Form von Säften.

Meine Mutter hingegen fastet zwei-, dreimal im Jahr. Sie lebt sehr asketisch und fühlt sich dadurch, trotz Rheuma, viel besser.

Ich finde, man muss einfach auf sich hören, um zu erfahren, was der eigene Körper zulässt. Ich bin in der glücklichen Situation, dass die Allergien, an denen ich früher litt, gut zurückgegangen sind, nicht zuletzt durch meine Ernährung und die Bewegung.

Detox, also den Körper zu entgiften, ist ganz einfach. Der Körper selber hat großartige Systeme für die Entgiftung, wie zum Beispiel unsere Leber. Diese können wir positiv beeinflussen, indem wir Farb- und Konservierungsstoffe und auch Lebensmittel oder Getränke aus Plastikverpackungen meiden. Genauso können wir die Entgiftung mit Nahrung beschleunigen. Wenn wir viel Wasser und Grüntee trinken, werden Giftstoffe leichter aus dem Körper geschwemmt. Sauerstoff und Bewegung regen den Stoffwechsel an, sodass die Giftstoffe schneller aus der Blutbahn transportiert werden können. Mit viel frischem Obst und Gemüse, wie zum Beispiel Artischocken und Rucola, unterstützen wir die Entgiftung. Stammen diese aus biologischem Anbau, enthalten sie auch keine Pestizide.«

Das sollten Sie vorrätig haben

In der folgenden Übersicht sind all diejenigen Lebensmittel aufgeführt, die in den Rezepten immer wieder Anwendung finden. Achten Sie darauf, dass Sie möglichst viele frische Nahrungsmittel zu Hause vorrätig haben. In Ihrer Nähe gibt es bestimmt einen Wochenmarkt, auf dem Sie zahlreiche frische Lebensmittel aus der Region oder direkt vom Erzeuger bekommen.

Alternativ können Sie auf tiefgefrorene Produkte zurückgreifen, beispielsweise bei Kräutern. Bioprodukte sind immer die bessere Wahl, denn nur bei diesen können Sie sicher sein, dass keine Rückstände von Pestiziden enthalten sind. Auch bei Produkten wie Olivenöl oder Kokosmilch sollten Sie unbedingt auf eine gute Qualität und das Biosiegel achten, denn je naturbelassener das Produkt, desto mehr Vitamine, sekundäre Pflanzenstoffe und Mineralien enthält es.

- Asiatische Gewürzmischung aus Curry, Chili, Koriander, Ingwer, Zitronengras
- Avocado, möglichst reif
- Balsamicoessig, ohne Konservierungsstoffe
- Basilikum-Pflanze, frisch
- Belugalinsen
- Buchweizen, als ganzes Korn und gemahlen
- Cashewkerne, ungesalzen
- Chili, rot, frisch
- Curry, gemahlen
- Eier, Bio, aus Freilandhaltung
- Essig, Apfel- oder Himbeeressig
- Gemüsebrühe, Produkt ohne Zusätze
- Ingwer, frisch
- Knoblauch, frisch
- Kokosmilch, pur, ohne Zusatzstoffe, möglichst aus biologischem Anbau
- Kokosöl, nativ, aus biologischem Anbau
- Kokosraspeln, ungesüßt, ungeröstet, aus biologischem Anbau
- Koriander, frisch
- Koriander, gemahlen
- Kreuzkümmel, gemahlen
- Kurkuma, gemahlen
- Mandelmehl, entölt
- Mandeln, ganz und gehobelt
- Minze, frisch
- Oliven, grüne oder schwarze, im eigenen Saft eingelegt
- Orangen, Bio, dann können Sie die wertvolle Schale mitverwenden
- Olivenöl, kalt gepresst, nativ
- Petersilie, frisch
- Pfeffer, schwarz, am besten aus der Mühle
- Pinienkerne, verschlossen aufbewahren
- Pistazien, ungesalzen
- Rosmarin, frische Zweige, trocknen lassen und Nadeln abzupfen
- Salz, Kräutersalz
- Schnittlauch, frisch
- Vanille, frische Vanilleschote (Bio) oder gemahlen, dann auf echte Vanille achten
- Walnusskerne, verschlossen aufbewahren
- Zimt, gemahlen
- Zitronen, Bio, dann können Sie auch die wertvolle Schale mitverwenden
- Zwiebeln, unterschiedliche Sorten wie Schalotten, Gemüsezwiebeln, rote Zwiebeln

Diese Haushaltsgeräte erleichtern Ihnen die Zubereitung der Gerichte wesentlich:

- ein Multihobel für Gemüse
- eine Salatschleuder
- eine kleine Pfanne, Durchmesser 15–17 cm
- ein Stabmixer oder Pürierstab
- ein Wiegemesser zum Kleinhacken frischer Kräuter
- eine Zitruspresse

So geht es nach dem 30-Tage-Programm weiter

Sie können stolz auf sich sein! 30 Tage lang haben Sie den Sport- und Ernährungsplan eingehalten. Sie haben einen wunderbar veränderten Körper und ein neues Körpergefühl gewonnen. Und bestimmt haben Sie sich in dieser Zeit sowohl an den Trainingsplan als auch an die Ernährungsumstellung gewöhnt. Bleiben Sie dabei!

Die gesunde Ernährung nach dem B.FIT-Konzept sollte von nun an dauerhaft in Ihrem Leben Platz finden, damit Sie sich Ihr neues Körpergefühl langfristig erhalten. Finden Sie feste Zeiten für Training und Bewegung, und lassen Sie Sport so zu einer Selbstverständlichkeit werden. Das Gleiche gilt für Ihre Ernährung: Achten Sie weiterhin auf wertvolle und qualitativ hochwertige Lebensmittel, damit Sie mit allen essenziellen Nährstoffen ausreichend versorgt sind. Gerne können Sie auch immer wieder auf die Rezepte in diesem Buch zurückgreifen oder von Zeit zu Zeit das ganze 30-Tage-Programm wiederholen.

Gönnen Sie sich von nun an einen Tag pro Woche als sogenannten Belohnungstag, an dem Sie auch mal eine Pizza, Nudeln oder ein Stück Schokolade essen dürfen. Genießen Sie diesen Tag, aber lassen Sie ihn die Ausnahme sein! So bleibt Ihr Erfolg auch dauerhaft bestehen.

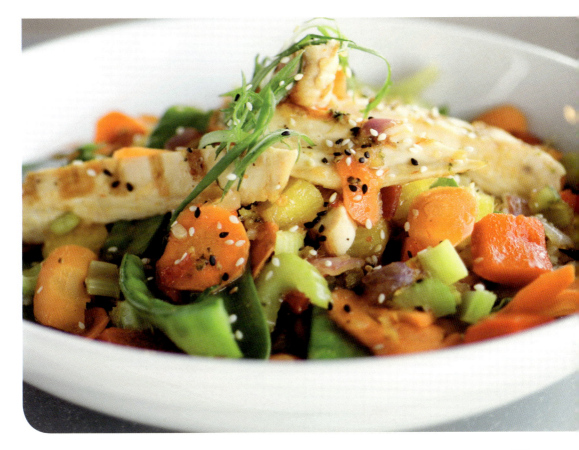

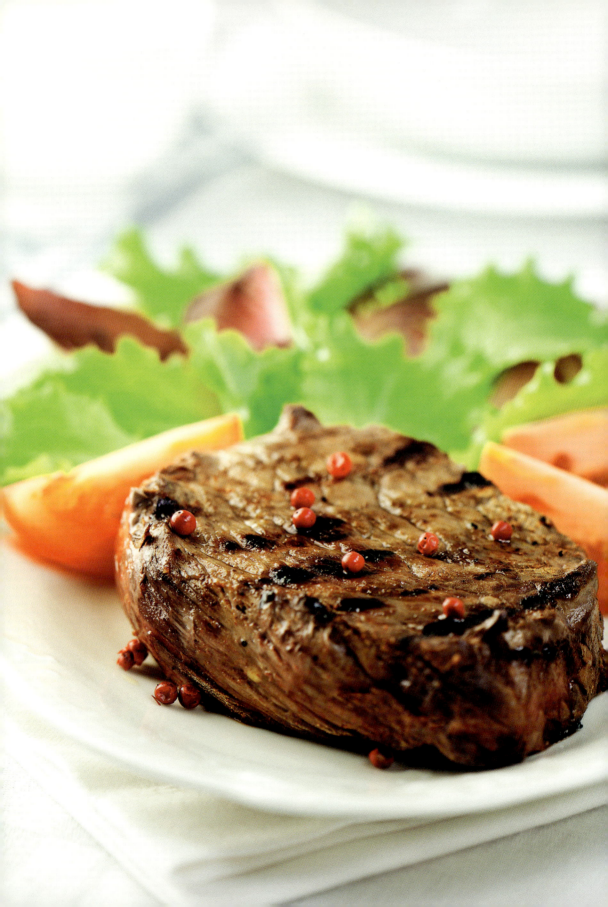

Die Rezepte

Alle Gerichte zum Nachkochen

Auf den folgenden Seiten finden Sie die Rezepte für alle Gerichte aus den Wochenplänen (siehe Seiten 187–195). Die Mengen sind, wenn nicht anders angegeben, jeweils für eine Person gedacht.

Einige Rezepte sind mit Symbolen versehen, die bedeuten, dass ein Gericht zur Bevorratung oder zum Mitnehmen konzipiert ist. Von den Gerichten zur Bevorratung wird gleich die doppelte Menge zubereitet, sodass die zweite Portion eine Mahlzeit für den folgenden Tag ergibt. Gerichte zum Mitnehmen können Sie bereits am Vortag zubereiten und am nächsten Tag bequem unterwegs oder in der Arbeit verzehren.

Der Rezeptteil ist in die klassischen Rubriken Frühstück, Salate, Suppen, Gemüse, Fisch und Fleisch unterteilt.

Bei den Frühstücksrezepten gibt es eine große Bandbreite, sie reicht von herzhaften bis hin zu leicht süßen Rezepten. Und natürlich dürfen Barbaras Lieblingsporridge und der Green Veggie Juice nicht fehlen!

Die Beilagensalate können Sie zu ausgewählten Gerichten des 30-Tage-Plans essen. Es ist eine raffiniert kombinierte Auswahl an grünen Salaten, teilweise mit Obst, und unterschiedlichen Dressing-Varianten.

Salate, Suppen, Gemüse- und Eierspeisen, Fisch- und Fleischgerichte bilden eine vielfältige Zusammenstellung an Hauptgerichten für mittags und abends. Die Rezepte sind abwechslungsreich und vor allen Dingen einfach zuzubereiten. Viel Spaß beim Kochen und lassen Sie sich die Gerichte schmecken!

1. Gericht zur Bevorratung
Kochen Sie das Gericht in doppelter Menge, damit haben Sie bereits ein Hauptgericht für den nächsten Tag vorbereitet.

2. Gericht zum Mitnehmen
Dies sind Gerichte, die vorbereitet und zur Arbeit mitgenommen werden können. Sie können sie kalt oder warm und auch unterwegs genießen.

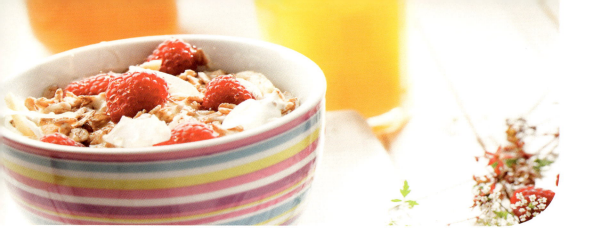

Frühstück

Meine Frühstücksrezepte sind so abwechslungsreich zusammengestellt, dass alle Geschmacksrichtungen vertreten sind. Viele Gerichte lassen sich ganz nach Ihren Vorlieben variieren. Seien Sie kreativ und probieren Sie den Mandelpfannkuchen mit Ihrem Lieblingsobst. Außerhalb der Saison können Sie Beeren auch durch Tiefkühlbeeren ersetzen.

Verwenden Sie für die Buchweizenpfannkuchen fertig gemahlenes Buchweizenmehl, für die Mandelpfannkuchen Mandelmehl. Mandelmehl wird in einem speziellen Pressverfahren hergestellt, sodass der Fettanteil verringert ist. Dafür ist der Anteil an Eiweiß und Ballaststoffen mit bis zu 35 Prozent sehr hoch.

Sie können natives oder auch ayurvedisch gewürztes Kokosöl verwenden, das den Gerichten noch mehr Aroma verleiht.

Auf Zucker und Honig wird in den Frühstücksgerichten ganz bewusst verzichtet, um den Blutzuckerspiegel so wenig wie möglich ansteigen zu lassen. Stattdessen verwenden wir viel Obst, Gewürze und (frische) Kräuter.

Auch wenn es am Anfang neu für Sie ist: Ihr Körper gewöhnt sich schnell an weniger Zucker und mehr Aroma. Dadurch erreichen Sie Ihr Wunschziel noch schneller.

Barbaras Green Veggie Juice

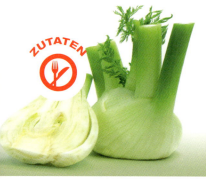

ZUTATEN

- Grünes Gemüse nach Belieben und Saison (1/4 Gurke, 1/4 Zucchini, 1/4 Fenchel, 1 kleines Stück Sellerie oder Pastinake, einige Blätter Spinat, Kohl ...), in Stücke geschnitten
- evtl. etwas Obst (1/4 Birne, Orange, Mango, ...)

Gemüse und Obst in einen Mixer geben und zu einer glatten, sämigen Masse verarbeiten.

Frühstücksrezepte

Barbaras Lieblingsporridge

- 2 EL Buchweizen, ganze Körner
- 3 EL Haferflocken, fein
- 120 ml Wasser
- 1 Birne
- 1/2 kleine Mango
- 1 TL Hanfsamen
- 1 TL Leinsamen
- 2 EL Chiasamen
- 100 g Naturjoghurt

Den Buchweizen in Wasser bedeckt für ca. 15 Min. leicht köcheln lassen, kurz vor Ende der Garzeit die Haferflocken, Hanfsamen, Leinsamen und Chiasamen dazugeben und alles weiter durchziehen lassen. Vom Herd nehmen.
Birne raspeln, Mango in Würfel schneiden und mit dem leicht abgekühlten Porridge vermischen. Je nach Wunsch Naturjoghurt dazugeben oder nur mit den Früchten genießen.

Beerenshake

- 150 ml Schafsmilch
- 3 EL Kokosmilch
- 100 g Beerenmischung (frisch oder tiefgefroren; Blaubeeren, Himbeeren, Erdbeeren)
- 1 TL Zimt und/oder Vanille, gemahlen

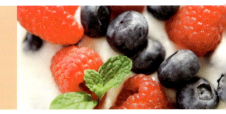

Alle Zutaten mit einem Stabmixer pürieren.

Buchweizenpfannkuchen mit Erdbeeren

- 2 Eier
- 1–2 EL Buchweizenmehl
- evtl. einen Schuss Mineralwasser
- 4 EL Erdbeeren, klein geschnitten
- je 1 TL Zimt und Vanille, gemahlen
- 4 frische Pfefferminzblätter, fein gehackt
- 1/2 TL Kokosöl

Das Kokosöl in eine kleine, beschichtete Pfanne geben.
Alle Zutaten außer den Erdbeeren verquirlen. Falls der Teig, je nach Mehlqualität, zu fest geraten sollte, klebt oder klumpt, einfach etwas Mineralwasser dazugeben.
Den Pfannkuchen bei niedriger Hitze backen und wenden, bis er auf beiden Seiten goldbraun ist. Zum Schluss Erdbeeren, Zimt und Pfefferminze auf den Pfannkuchen geben.

Buchweizenporridge

Grundrezept
- 50 g Buchweizen, ganze Körner
- 150 ml Wasser
- 3 EL Kokosmilch
- je 1 TL Zimt und Vanille, gemahlen

… mit Apfel, Sonnenblumenkernen und Mandeln
- 1 Apfel, geraspelt
- 1 TL Sonnenblumenkerne
- 3 TL Mandeln, gehobelt

… mit Sauerkirschen und Cashewkernen
- 150 g Sauerkirschen aus dem Glas, ungezuckert
- 2 EL Cashewnüsse, gehackt

… mit Papaya und Mandeln
- 1/2 kleine Papaya, mittelgroß gewürfelt
- 2 EL Mandeln, gehobelt

Grundrezept
Buchweizen im Wasser etwa 15 Minuten leicht köcheln. Kurz vor Ende der Garzeit Kokosmilch dazugeben, für 1 Min. weiterköcheln lassen. Anschließend mit Zimt und Vanille verfeinern.

… mit Apfel, Sonnenblumenkernen und Mandeln
Den Apfel mit den Mandeln und den Sonnenblumenkernen mischen und alles in den Porridge geben.

… mit Sauerkirschen und Cashewkernen
Sauerkirschen und Cashewnüsse in den Porridge geben.

… mit Papaya und Mandeln
Die Papaya mit den Mandeln in den Porridge geben.

Mandelpfannkuchen

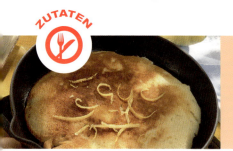

Grundrezept
- 2 Eier
- 1 EL Mandelmehl
- je 1 TL Zimt und Vanille, gemahlen
- 1/2 TL Kokosöl

Grundrezept
Das Kokosöl in eine kleine, beschichtete Pfanne geben. Alle Zutaten verquirlen und in der Pfanne bei niedriger Hitze von beiden Seiten goldbraun backen.

Frühstücksrezepte

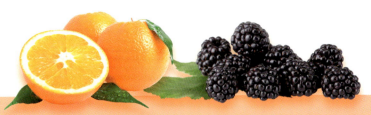

ZUTATEN

… mit Banane und Pistazienkernen
- 1/2 reife Banane, in Scheiben geschnitten
- 2 EL Pistazienkerne, gehackt

… mit Erdbeerkompott, Kokosmilch und Balsamico
- 10 Erdbeeren, geschnitten
- 1 EL Kokosmilch
- 3–5 EL Wasser
- 1 TL Balsamico
- 8 frische Pfefferminzblätter, fein geschnitten
- 1 TL Zimt

… mit Feige und orientalischen Gewürzen
- 1 frische Feige, klein gewürfelt
- je 1 Msp. Nelke, Kardamom und Sternanis, gemahlen

… mit Granatapfel und Rosinen
- 4 EL Granatapfelkerne
- 1 EL Rosinen

… mit Heidelbeeren oder Himbeeren
- 5 EL Heidelbeeren oder Himbeeren
- 1 EL Pinienkerne

… mit Rote Bete und Apfel
- 1–2 Scheiben Rote Bete, klein gewürfelt
- 1–2 Scheiben Apfel, klein gewürfelt
- einige Lavendelblüten
- 1 TL Zimt, gemahlen

… mit Topinambur, Orange und Walnüssen
- 1 Knolle Topinambur, geraspelt
- 1/4 Bio-Orange, filetiert und klein geschnitten
- 1 EL Walnüsse, gehackt

… mit Banane und Pistazienkernen
Banane und Pistazien in den Teig geben.

… mit Erdbeerkompott, Kokosmilch und Balsamico
Die Erdbeeren in Kokosmilch und etwas Wasser leicht köcheln lassen, bis sie aufweichen, dann den Balsamico dazugeben. Pfefferminze und Zimt unter das Erdbeerkompott rühren.

… mit Feige und orientalischen Gewürzen
Feige und Gewürze in den Teig geben.

… mit Granatapfel und Rosinen
Granatapfelkerne und Rosinen mit in den Teig geben.

… mit Heidelbeeren oder Himbeeren
Beeren und Pinienkerne unterheben.

… mit Rote Bete und Apfel
Rote Bete und Apfel in den Teig geben. Gegen Ende der Backzeit die Lavendelblüten hinzugeben und mit Zimt bestreuen.

… mit Topinambur, Orange und Walnuss
Topinambur und Orange gemeinsam mit den Walnüssen in den Teig geben.

Omelett

ZUTATEN

Grundrezept
- 2–3 Eier
- 1 TL Olivenöl
- Salz und Pfeffer

... mit Gemüse
- je 2 dünne Scheiben Süßkartoffel, Rote Bete und Zucchini, fein gewürfelt
- 1 kleine Knoblauchzehe
- 1 TL Olivenöl
- Salz, Pfeffer, Paprika
- italienische Kräuter

... mit Banane, Zwiebel, Pinienkernen, Erdbeeren und Minze
- 1 kleine Zwiebel
- 1/2 Banane
- 6 Erdbeeren
- 2 EL Pinienkerne
- 5 frische Pfefferminzblätter
- 1 TL Zimt

... mit frischen Feigen, Knoblauch und Zimt
- 1 frische Feige, in Streifen geschnitten
- 1 Knoblauchzehe, klein gehackt
- 1 TL Zimt
- 5 frische Pfefferminzblätter

Grundrezept
Die Eier verquirlen, mit etwas Salz und Pfeffer würzen und mit dem Olivenöl als Omelett in der Pfanne von beiden Seiten braten.

... mit Gemüse
Süßkartoffel, Rote Bete und Zucchini mit dem Knoblauch in einer kleinen Pfanne bei niedriger Hitze in Olivenöl andünsten. Der Boden der Pfanne sollte mit dem Gemüse bedeckt sein.
Die Eier mit Salz, Pfeffer, Paprika und italienischen Kräutern verquirlen und über die Gemüsemasse geben. Bei niedriger Hitze von beiden Seiten goldbraun backen.

... mit Banane, Zwiebel, Pinienkernen, Erdbeeren und Minze
Die Zwiebel ohne Öl in einer beschichteten Pfanne andünsten und mit der Banane und dem Zimt vermischen.
Die Bananen-Zwiebel-Zimt-Masse auf dem Omelett verteilen und dieses einrollen. Die Roulade in Stücke schneiden und mit Erdbeeren, Pinienkernen und Pfefferminzblättern garnieren.

... mit frischen Feigen, Knoblauch und Zimt
Feigen und Knoblauch in einer beschichteten Pfanne auf niedriger Stufe leicht anbraten. Mit Salz und Pfeffer abschmecken. Das Omelett in einer anderen Pfanne braten und die fertige Feigen-Knoblauch-Masse daraufgeben. Nach Wunsch mit Minze und wenigen Feigenstreifen garnieren.

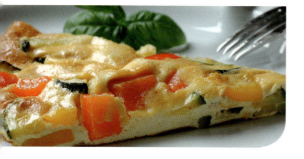

Frühstücksrezepte

Quark

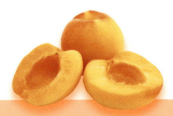

... mit Beeren
- 100 g Magerquark
- 1 EL Leinöl
- je 1 TL Zimt und Vanille, gemahlen
- 2 EL Mandeln, gehobelt
- 150 g Beerenmischung (frisch oder tiefgefroren)
- 1 EL Kokosraspeln
- 5 frische Pfefferminzblätter, fein gehackt

... mit Pflaumen und Aprikosen
- 100 g Magerquark
- 1 EL Leinöl
- 1 TL Zimt, gemahlen
- 1/2 TL Kakaopulver, schwach entölt
- 2 Aprikosen
- 3 kleine Pflaumen
- 1 EL Walnüsse, gehackt
- 1 EL Mandeln, gehobelt

... mit Beeren
Den Quark mit Leinöl, Zimt und Vanille vermischen. Die Pfefferminzblätter mit Kokosraspeln, Mandeln und Beeren unter den Quark heben.

... mit Pflaumen und Aprikosen
Quark mit Leinöl, Zimt und Kakaopulver vermengen. Aprikosen und Pflaumen in kleine Würfel schneiden und gemeinsam mit den Walnüssen und den Mandeln unter den Quark rühren.

Rührei

Grundrezept
- 2–3 Eier
- Salz und Pfeffer
- 1 TL Olivenöl

... mit Lachs
- 2 Scheiben geräucherter Wildlachs, in Streifen geschnitten
- 1 kleine Lauchzwiebel, gehackt
- 2 EL frische Petersilie, fein gehackt
- 1 TL frischer Meerrettich, fein geraspelt

... mit Pilzen
- 1 Lauchzwiebel, fein geschnitten
- 5 Champignons, in dicke Scheiben geschnitten
- 5 Shiitakepilze, in dicke Scheiben geschnitten
- 2 EL frische Gartenkräuter (Petersilie, Koriander), fein gehackt

... mit Salbei
- 1 Schalotte, fein gewürfelt
- 5 Champignons, in Stücke geschnitten
- 2 Austernpilze
- ca. 8 frische Salbeiblätter, fein gehackt

Grundrezept
Die Eier verquirlen, mit Salz und Pfeffer würzen. Mit wenig Olivenöl in der Pfanne bei schwacher Hitze anbraten und mit dem Kochlöffel in kleine Stücke zerteilen.

B.FIT in 30 Tagen

Rührei ...

... mit Lachs
Die Lauchzwiebel in der Pfanne mit wenig Olivenöl bei schwacher Hitze andünsten. Den Meerrettich dazugeben, kurz mit andünsten und die verquirlten Eier hinzufügen.
Zum Schluss den Lachs und die Petersilie unter das fertige Rührei heben. Die Pfanne sollte dann nur noch lauwarm sein.

... mit Pilzen
Die Lauchzwiebel in der Pfanne mit wenig Olivenöl bei leichter Hitze andünsten. Die Pilze hinzufügen. Dann die verquirlten Eier mit in die Pfanne geben und am Ende der Garzeit die Kräuter darüberstreuen.

... mit Salbei
Die Schalotte in der Pfanne mit wenig Olivenöl bei schwacher Hitze andünsten. Die Pilze und den Salbei hinzufügen und kurz mit andünsten. Das verquirlte Ei dazugeben und alles zusammen braten.

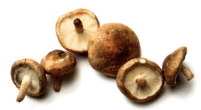

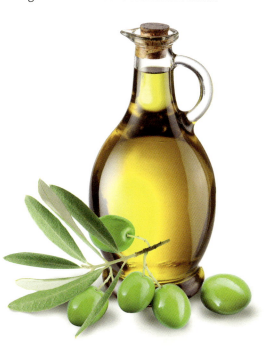

Süßkartoffel-Tortilla

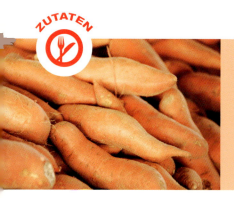

ZUTATEN

- 1 Schalotte, fein gewürfelt
- 1 kleine Knoblauchzehe, fein gehackt
- 1 EL Olivenöl
- 1/2 kleine Süßkartoffel
- 2 Eier
- Salz, Pfeffer, Paprika
- 2 EL Petersilie, fein gehackt

Die Schalotte und die Knoblauchzehe in einer beschichteten Pfanne ohne Öl leicht andünsten. Das Olivenöl in die Pfanne geben, bei niedriger bis mittlerer Temperatur weiterdünsten. Die Süßkartoffel raspeln und hinzufügen. Die Süßkartoffel-Zwiebel-Masse anbraten. Die Eier mit Salz, Pfeffer, Paprika und Petersilie verquirlen und über die Masse geben. Die Tortilla von beiden Seiten goldbraun backen.

Frühstücksrezepte

Vollkornbrot

ZUTATEN

... mit italienischem Gemüse
- 1 Scheibe Vollkornbrot
- 4 Champignons oder Shiitake-Pilze, in Scheiben geschnitten
- 2 Cocktailtomaten, in Scheiben geschnitten
- 1 Schalotte, in Ringe geschnitten
- 4 Fenchelstreifen
- 4 dünne Scheiben Zucchini
- 1 TL Olivenöl
- Salz, Pfeffer
- italienische Kräuter
- Oregano extra

... mit Kräuterquark
- 1 Scheibe Vollkornbrot
- 60 g Magerquark
- 1 TL Olivenöl
- 1/4 Apfel, gerieben
- 1 EL Schnittlauch
- 1 EL Petersilie
- italienische Kräuter
- Salz, Pfeffer, Paprika
- 1/2 Schale Kresse

... mit Spiegelei und Kräutern
- 1 Scheibe Vollkornbrot
- 1 Ei
- 1/3 Schale Kresse
- 1 TL Schnittlauch, fein gehackt
- 1 TL Petersilie, fein gehackt
- Salz, Pfeffer, Paprika

... mit italienischem Gemüse
Pilze, Cocktailtomaten, Schalotte, Fenchelstreifen und Zucchinischeiben in etwas Olivenöl bei niedriger Hitze andünsten, mit Salz, Pfeffer und italienischen Kräutern würzen. Das Gemüse lauwarm auf das Vollkornbrot geben und etwas Oregano darüberstreuen.

... mit Kräuterquark
Den Quark mit dem Öl und dem geriebenen Apfel vermengen, die Kräuter dazugeben und mit Salz, Pfeffer und Paprika abschmecken. Das Vollkornbrot großzügig mit Quark bestreichen, die Kresse darüberstreuen.

... mit Spiegelei und Kräutern
Das Spiegelei in einer kleinen, beschichteten Pfanne braten, auf das Vollkornbrot legen, mit der Kresse und den Kräutern und Gewürzen bestreuen.

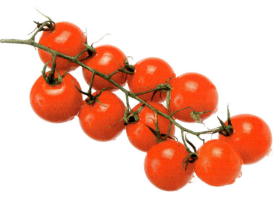

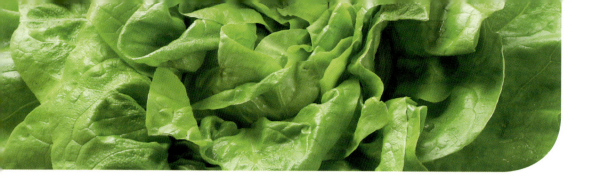

Salate

In den Wochenplänen ist bei zahlreichen Mahlzeiten ein Beilagensalat angegeben, den Sie am besten vor dem Hauptgericht essen, um Ihrem Körper ein erstes Sättigungsgefühl zu vermitteln. Je nach Ihrer persönlichen Vorliebe und dem saisonalen Angebot können Sie eine der folgenden Salat- und Dressing-Kombinationen auswählen.

Außerdem finden Sie in diesem Abschnitt die Rezepte für Salate als Hauptgericht, die als eigenständige Mahlzeiten in den Wochenplänen aufgeführt sind.

Die Salate sind bunt und abwechslungsreich, denn wie lautet der schöne Spruch: »Das Auge isst mit!«

Beilagensalate

ZUTATEN

Eisbergsalat
- 1 Handvoll Eisbergsalat
- 1/3 Handvoll Rucola
- 2 EL Kresse
- 1 TL Schnittlauch

Feldsalat
- 1 Handvoll Feldsalat
- 2 EL Granatapfelkerne

Grüner Salat
- 2 große Kopfsalatblätter
- 1/2 Handvoll Portulak
- 1/2 Handvoll Rucola

Löwenzahnsalat
- 1 Handvoll Löwenzahnblätter
- einige Blätter Pflücksalat
- etwas Salzwasser

Rucolasalat
- 1 Handvoll Rucola, klein geschnitten
- je 1 EL Melone und Papaya, klein geschnitten
- 5 Champignons, in Scheiben

Löwenzahnsalat
Die Löwenzahnblätter zum Reinigen für 5–10 Minuten in Salzwasser legen und danach kurz mit kaltem Wasser abwaschen, damit die Blätter etwas zarter werden.

Rucolasalat
Die Champignons nach Belieben in einer beschichteten Pfanne ohne Öl anbraten.

Salatrezepte

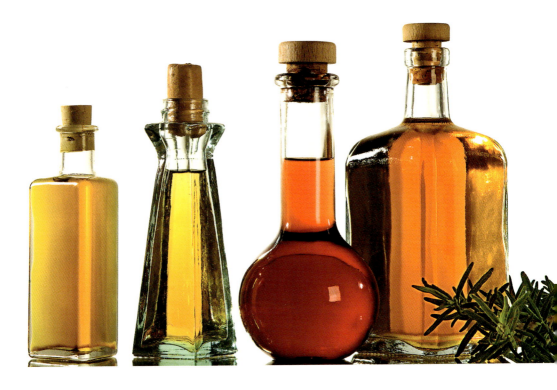

Dressing

... mit Minze und Basilikum
- 1/2 Zwiebel, fein gehackt
- 1–2 TL Olivenöl
- 1 TL Himbeeressig
- 1 TL Zitronensaft
- 1 TL Orangensaft
- 4 frische Pfefferminzblätter, fein gehackt
- 4 frische Basilikumblätter, fein gehackt
- Salz und Pfeffer

... mit Orange
- 1–2 TL Olivenöl
- 1 EL Orangensaft, frisch gepresst
- 1 TL Apfelessig
- Salz und Pfeffer
- 2 EL Petersilie, fein gehackt

... mit Schnittlauch
- 1–2 TL Olivenöl
- 1 TL Zitronensaft
- 1 TL Himbeeressig
- 1 EL Schnittlauch, fein geschnitten
- Salz und Pfeffer

... mit Senf
- 1–2 TL Olivenöl
- 1–2 TL Zitronensaft, frisch gepresst
- 1 TL Balsamico
- 1 Msp. scharfer Senf
- 1 TL Salatkräuter, getrocknet oder gemahlen
- 1 TL Apfel- oder Traubensaft
- Salz und Pfeffer

Chicoréesalat mit Avocado

ZUTATEN

- 1 Chicorée
- 1 reife Avocado
- 8 Cashewnüsse
- 1/3 Schale Kresse

Dressing
- 1 TL Zitronensaft
- Salz und Pfeffer
- Paprikapulver, süß
- 1 TL Olivenöl
- 1 EL Kokosmilch

Den Strunk des Chicorées entfernen, Chicorée halbieren und in etwa 1,5 cm breite Streifen schneiden. Die Avocado halbieren, den Kern entfernen, das Fruchtfleisch aus der Schale heben und in dünne Spalten schneiden. Avocado und Chicorée vorsichtig vermischen. Für das Dressing Zitronensaft, Salz, Pfeffer, Paprika, Olivenöl und Kokosmilch verrühren, über Chicorée und Avocado verteilen. Die Cashewnüsse in der Pfanne ohne Öl anrösten, danach grob hacken und zusammen mit der Kresse über den Salat streuen.

Glasnudelsalat mit Hähnchenbrust

ZUTATEN

- 30 g Glasnudeln
- 1 Knoblauchzehe
- 2 Frühlingszwiebeln
- 1 halbe Stange Staudensellerie
- 1 Karotte
- 1 Stück frischer Ingwer, ca. 2 cm
- 1 halbe rote Paprika
- 2 kleine Chilischoten

- 1 TL Kokosöl
- Salz und Pfeffer
- 1 TL asiatische Gewürzmischung
- 1 TL Olivenöl
- 2 EL Cashewnüsse
- 2 EL frischer Koriander, fein gehackt
- 100 g Hähnchenbrust

Die Glasnudeln in kochendem Wasser kurz garen, im Sieb abtropfen lassen und zur Seite stellen. Knoblauch fein hacken, Frühlingszwiebeln in feine Streifen, Staudensellerie in schmale Stücke und Karotte in kleine Würfel schneiden, Ingwer fein würfeln. Paprika ebenfalls fein würfeln, aber vorerst beiseite stellen.
1/2 TL Kokosöl in einer Wokpfanne erhitzen, Knoblauch, Frühlingszwiebeln, Staudensellerie, Karotte, Ingwer sowie die beiden Chilischoten dazugeben und alles andünsten. Die fein gewürfelte Paprika und kurz vor Ende der Garzeit Salz, Pfeffer und die asiatische Gewürzmischung dazugeben. Chilischoten entfernen.
Die Glasnudeln mit einer Schere in kürzere Stücke schneiden, mit dem gedünsteten Pfannengemüse und dem Olivenöl in einer großen Schüssel mischen. Mit den gehackten Cashewnüssen und frischem Koriander garnieren.
Die Hähnchenbrust in Streifen schneiden, mit Pfeffer würzen, in 1/2 TL Kokosöl kurz braten und zum Glasnudelsalat servieren.

Salatrezepte

Glasnudelsalat mit Rindfleisch

- 30 g Glasnudeln
- 1 Knoblauchzehe
- 2 Frühlingszwiebeln
- 1 halbe Stange Staudensellerie
- 1 Karotte
- 1 Stück frischer Ingwer, ca. 2 cm
- 1 halbe rote Paprika
- 2 kleine Chilischoten
- 1/2 TL Kokosöl
- 100 g Rinderhackfleisch
- Salz und Pfeffer
- 1 TL asiatische Gewürzmischung
- 1 TL Olivenöl
- 2 EL Cashewnüsse
- 2 EL frischer Koriander, fein gehackt

Die Glasnudeln in kochendem Wasser kurz garen, im Sieb abtropfen lassen und zur Seite stellen. Knoblauch fein hacken, Frühlingszwiebeln in feine Streifen, Staudensellerie in schmale Stücke und Karotte in kleine Würfel schneiden, Ingwer fein würfeln. Paprika ebenfalls fein würfeln, aber vorerst beiseite stellen.

Das Kokosöl in einer Wokpfanne erhitzen, Knoblauch, Frühlingszwiebeln, Staudensellerie, Karotte, Ingwer sowie die beiden Chilischoten dazugeben und alles andünsten. Das Hackfleisch untermischen und weiterdünsten. Die fein gewürfelte Paprika und kurz vor Ende der Garzeit Salz, Pfeffer und die asiatische Gewürzmischung dazugeben. Chilischoten entfernen. Die Glasnudeln mit einer Schere in kürzere Stücke schneiden, mit dem gedünsteten Pfannengemüse und dem Olivenöl in einer großen Schüssel vermischen. Mit den gehackten Cashewnüssen und frischem Koriander garnieren.

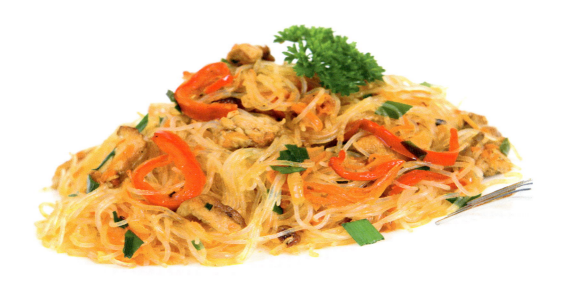

Großer Salatteller
mit Avocado und Artischocken

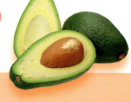

- 1/2 Handvoll Rucola
- 1 Handvoll Eichblattsalat
- 1 Karotte
- 1 Scheibe Rote Bete
- 1 halbe Frühlingszwiebel
- 1/3 Stange Staudensellerie
- 4 Artischocken aus der Dose (in Wasser eingelegt)
- 1 EL Schnittlauch
- 1 EL Petersilie
- 1 Avocado

Die Salatblätter waschen, in der Salatschleuder trocknen und den Eichblattsalat klein zupfen. Karotte raspeln, Rote Bete in kleine Würfel, Frühlingszwiebel in feine Ringe und Staudensellerie in feine Halbmonde schneiden. Schnittlauch und Petersilie fein hacken, dann alle Zutaten gut mischen.

Die Artischocken abtropfen lassen, vierteln und in einer Pfanne kurz anbraten. Avocado halbieren, entkernen, schälen und in Streifen schneiden. Avocadostreifen und Artischocken über den Salat geben. Wählen Sie dazu eine Dressingvariante auf Seite 151 aus.

Großer Salatteller
mit Avocado, Ei und Feta-Schafskäse

- 1 Handvoll Eichblattsalat
- 1/2 Handvoll Rucola
- 1 Ei
- 1 kleine Knolle Topinambur
- 1 Karotte
- 1 Scheibe Rote Bete
- 1 halbe Frühlingszwiebel
- 1/3 Stange Staudensellerie
- 3 Cocktailtomaten
- 1 EL Schnittlauch
- 1 El Petersilie
- 5 Oliven
- 1/2 Avocado
- 30 g Feta-Schafskäse

Den Salat waschen und trocknen, den Eichblattsalat klein zupfen und zusammen mit dem Rucola in eine große Salatschüssel geben.

Das Ei kochen, schälen und halbieren. Den Topinambur und die Karotte raspeln. Die Rote Bete in kleine Würfel, die Frühlingszwiebel in feine Ringe und den Staudensellerie in feine Halbmonde schneiden, die Cocktailtomaten halbieren.

Schnittlauch und Petersilie fein hacken und zusammen mit Topinambur, Karotte, Rote Bete, Frühlingszwiebel, Staudensellerie sowie Cocktailtomaten und Oliven unter den Salat mischen. Die Avocado in Streifen schneiden, den Schafskäse grob würfeln und mit dem Ei auf den Salat geben. Wählen Sie dazu ein Dressing aus den Varianten auf Seite 151.

Salatrezepte

Großer Salatteller mit Räucherlachs

- 1/2 Handvoll Radicchio
- 1 Handvoll Eichblattsalat
- 1/2 Handvoll Rucola
- 1 Karotte
- 1 halbe Frühlingszwiebel
- 1/3 Stange Staudensellerie
- 1/4 Fenchel
- 1 halbe Gurke
- 5 Oliven
- 150 g Räucherlachs, möglichst Sockeye
- 1 EL Schnittlauch und Petersilie

Salatblätter waschen, in der Salatschleuder trocknen und klein zupfen, Rucola klein schneiden. Karotte raspeln, Frühlingszwiebel in feine Ringe, Staudensellerie in dünne Halbmonde schneiden, Fenchel, Gurke und Oliven grob würfeln. Räucherlachs in grobe Stücke schneiden. Alle Zutaten in einer großen Salatschüssel mischen und den Räucherlachs darübergeben. Schnittlauch und Petersilie fein hacken und darüberstreuen. Wählen Sie dazu eine Dressingvariante von Seite 151 aus.

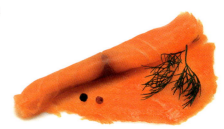

Großer Salatteller mit Rindersteak

- 1 Handvoll Rucola
- 1 Handvoll Eichblattsalat
- 1 Karotte
- 1/3 Stange Staudensellerie
- 1/4 Fenchelknolle
- 1 halbe Gurke
- 1 halbe Frühlingszwiebel
- je 1 EL Schnittlauch und Petersilie
- 100 g Rindersteak
- 4 Artischocken aus der Dose (in Wasser eingelegt)
- 1/2 TL Kokosöl
- Pfeffer

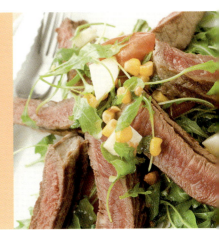

Salatblätter klein zupfen, Rucola klein schneiden, Karotte raspeln, Frühlingszwiebel in feine Ringe, Staudensellerie in dünne Halbmonde schneiden, Fenchel und Gurke grob würfeln. Alle Zutaten in eine Salatschüssel geben und miteinander vermengen. Schnittlauch und Petersilie fein hacken und über den Salat streuen.
Das Rindersteak in Streifen schneiden, Artischocken abtropfen lassen und vierteln. Rindersteak und Artischocken in Kokosöl anbraten, mit Pfeffer würzen und über den Salat geben. Wählen Sie dazu eine Dressingvariante von Seite 151 aus.

B.FIT in 30 Tagen

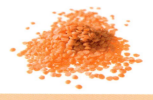

Linsensalat mit Koriander

- 50 g Belugalinsen
- 200 ml Gemüsebrühe
- 1 Frühlingszwiebel
- 1/2 Paprika
- 1 Karotte

- 2 EL frischer Koriander
- 1 TL Zitronensaft
- 1 TL Apfelessig
- 1 EL Olivenöl
- Salz und Pfeffer

Linsen kalt abspülen und für ca. 10 Minuten in Wasser einweichen. 200 ml Gemüsebrühe erhitzen, Linsen beigeben und etwa 40 Minuten köcheln lassen, bis sie gar sind. Frühlingszwiebel und Paprika in feine Streifen schneiden, Karotte grob raspeln, Koriander fein hacken. Alles mit den Linsen mischen und mit Salz, Pfeffer, Essig, Zitronensaft und Öl abschmecken.

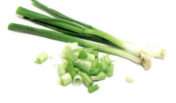 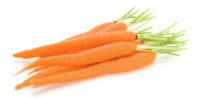

Mango-Avocado-Salat mit Hähnchenbrust

- 1/2 Mango
- 1/2 Avocado
- Saft einer Zitrone
- 100 g Hähnchenbrust
- 1/2 TL Kokosöl
- 5 Cocktailtomaten
- 1 Handvoll Rucola
- Pfeffer

Dressing
- 1 EL frische Petersilie
- 1 EL Olivenöl
- 1 TL Senf
- je 1 EL Zitronen- und Orangensaft
- Salz und Pfeffer

Die Mango schälen und das Fruchtfleisch in Würfel schneiden. Die Avocado halbieren, den Kern herauslösen, das Fruchtfleisch mit einem Löffel aus der Schale heben und in kleine Würfel schneiden. Mit Zitronensaft beträufeln, damit sich das Avocado-Fruchtfleisch nicht verfärbt.
Die Hähnchenbrust in Streifen schneiden, mit Pfeffer würzen, in Kokosöl braten und beiseite stellen.
Die Tomaten halbieren und gemeinsam mit dem Rucola in einer Schüssel mit Mango, Avocado und Hähnchenbrust mischen.
Petersilie fein hacken. Das Dressing aus Olivenöl, Senf, Zitronen- und Orangensaft, Petersilie, Salz und Pfeffer anrühren und über den Salat geben.

Salatrezepte

Mangold-Tomaten-Salat

- 1 kleine Mangoldstaude
- 20 ml Gemüsebrühe
- 1/2 Salatgurke
- 2–3 kleine Tomaten
- 100 g Feta-Schafskäse
- 2 EL Oliven, entsteint
- 50 g Rucola
- 1 EL Olivenöl
- 1 EL Balsamico
- Salz und Pfeffer

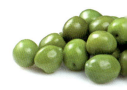

Mangold mit Stiel in 1 cm breite Streifen schneiden. Für ca. 3 Minuten, je nach Dicke der Mangoldblätter, im Dampfeinsatz garen. Der Mangold sollte noch leichten Biss haben.
Die Gurke der Länge nach in 4 Stücke schneiden, die Kerne mit einem Messer oder einem Löffel entfernen, dann die entkernten Gurkenteile in kleine Stücke schneiden und leicht salzen.
Tomaten und Fetakäse würfeln, Oliven halbieren, Rucola fein schneiden. Alles mit dem Mangold mischen und mit Olivenöl, Balsamico, Salz und Pfeffer abschmecken. Den Salat 10–20 Minuten ziehen lassen, dann die Gurke unterheben und servieren.

Rohkostsalat mit Hokkaidokürbis

- 150 g Hokkaidokürbis mit Schale
- 1 Karotte
- 1 EL frischer Meerrettich, gerieben
- 1 EL Mandeln, gehobelt

Dressing
- 1/2 rote Chilischote
- 3 EL frische Petersilie
- 1 EL Olivenöl
- 1 EL Zitronensaft
- 1/2 TL Honig
- Salz und Pfeffer

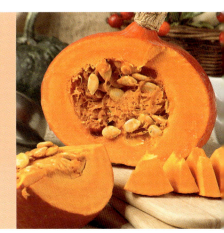

Kürbis und Karotte mit der Küchenreibe fein raspeln, ein wenig frischen Meerrettich dazuraspeln und die gehobelten Mandeln untermengen.
Für das Dressing die Kerne der Chilischote entfernen. Chili und Petersilie fein hacken. Dann Olivenöl, Zitronensaft, Honig, Chili und Petersilie gut vermischen, mit Salz und Pfeffer abschmecken und über die Kürbis-Karotten-Mischung geben. Den Salat noch 20 Minuten ziehen lassen.

Rote-Bete-Salat mit Süßkartoffel und geräuchertem Saibling

ZUTATEN

- Süßkartoffel, ca. 50 g
- 100 g Salatblätter, z.B. Portulak
- 50 g Babyspinat
- 5 Cocktailtomaten
- 1/2 Frühlingszwiebel
- 50 g Rote Bete, frisch
- 1 kleine Landgurke, ca. 150 g
- 2 EL Walnüsse, gehackt
- 150 g geräucherter Saibling

Dressing
- 1 EL Olivenöl
- 1 TL Balsamico
- 1 TL Zitronensaft
- 1 TL Honig
- 1/2 TL scharfer Senf
- Salz und Pfeffer
- 1 TL Petersilie, gehackt

Die Süßkartoffel schälen, in Würfel schneiden und im Backofen bei 180 °C für ca. 20 Minuten backen, bis sie weich ist.
Währenddessen die Salatblätter und den Babyspinat waschen und klein schneiden. Cocktailtomaten vierteln, Frühlingszwiebeln in feine Streifen schneiden, Rote Bete schälen und fein würfeln, Gurke raspeln, dann alles mit dem klein geschnittenen Salat vermengen.
Für das Dressing Olivenöl, Balsamico, Zitronensaft, Honig, Senf, Salz, Pfeffer und Petersilie gut verrühren und unter den Salat mischen. Zum Schluss die Süßkartoffelwürfel und die gehackten Walnüsse darübergeben.
Zu dem Salat den Saibling genießen.

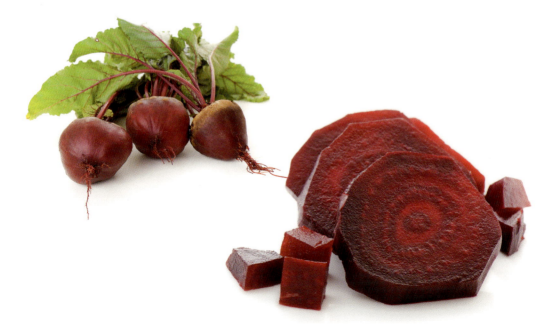

Salatrezepte

Schwarzwurzelsalat mit Avocado

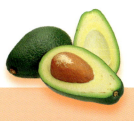

ZUTATEN

- 50 g Wildreismischung (halb Wildreis, halb Reis)
- 100 ml Gemüsebrühe
- 100 g Schwarzwurzeln
- 100 ml Wasser
- 1 EL Apfelessig
- 1 TL Olivenöl
- 50 g Feldsalat
- 1 kleine Zwiebel
- 1 Avocado
- 1 TL Zitronensaft

Dressing
- 1 EL Olivenöl
- Salz und Pfeffer
- 2 EL frische Petersilie

Wildreismischung in der Gemüsebrühe für ca. 20 Minuten garen, eventuell etwas Wasser nachfüllen. Schwarzwurzeln waschen, schälen, in 2 cm breite Stücke schneiden und in Essigwasser legen. (Dazu Wasser und Apfelessig mischen.)
Olivenöl und tropfnasse Schwarzwurzeln in eine Pfanne geben und bei mittlerer Hitze 15 Minuten dünsten, eventuell etwas Gemüsebrühe dazugeben.
Feldsalat gründlich putzen, Zwiebel fein würfeln, Avocado halbieren, den Kern entfernen und mit einem Löffel das Fruchtfleisch im Ganzen herauslösen. Lassen Sie das ausgelöste Fruchtfleisch in der Avocadoschale und beträufeln Sie es mit Zitronensaft, damit es sich nicht braun verfärbt. Reis, Schwarzwurzeln, Zwiebel und Avocado in einer Schüssel vermengen.
Für das Dressing Petersilie fein hacken, mit Olivenöl, Salz und Pfeffer verrühren und alles über den Schwarzwurzelsalat geben. Die Avocadohälften mit Schwarzwurzelsalat füllen und Feldsalat darübergeben.

Sellerie-Avocado-Salat mit Walnüssen

- 1 EL Rosinen
- 2 EL Traubensaft
- 1 reife Avocado
- 1 säuerlicher Apfel
- 2 Stangen Staudensellerie
- 2 EL gehackte Walnüsse
- 2 EL frische Petersilie
- 2 EL Natur- oder Schafsjoghurt
- Salz und Pfeffer

Rosinen in Traubensaft einlegen und beiseite stellen. Avocado halbieren, den Kern entfernen, das Fruchtfleisch aus der Schale heben und in Würfel schneiden.
Den Apfel schälen, vierteln und in dünne Scheiben schneiden. Staudensellerie in feine Halbmonde schneiden.
Avocado, Apfel und Staudensellerie in einer Salatschüssel mit den gehackten Walnüssen vermengen. Petersilie fein hacken und zusammen mit den Rosinen in den Joghurt einrühren, mit Salz und Pfeffer abschmecken und die Joghurtsoße vorsichtig unter den Salat mischen.

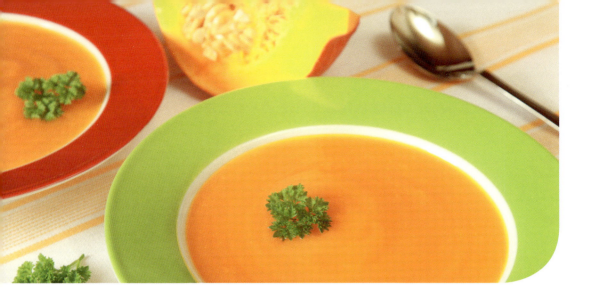

Suppen

Die Rezeptauswahl bei den Suppen ist internationall und sehr vielfältig – von der italienischen Gemüsesuppe bis zur thailändischen Hühnchensuppe. Gemüse wird in allen Variationen verwendet, von Kürbis über Spinat bis zur Süßkartoffel.

Es gibt sowohl vegetarische Suppen als auch Suppen mit Fisch oder Fleisch. Möchten Sie eine neue Suppe kreieren, wählen Sie zum Beispiel die Klare Fischsuppe und fügen Sie Ihr Lieblingsgemüse hinzu.

Asia-Suppe mit Rindfleisch

- 25 g Wildreis
- 75 ml Gemüsebrühe
- 1 Knoblauchzehe
- 1 dünne Scheibe frischer Ingwer, ca. 0,5 cm
- 120 g Rinderfilet, in Streifen geschnitten
- 1/2 TL Kokosöl
- 200 g Spitzkohl
- 1 Karotte
- 300 ml Gemüsebrühe
- Salz, Pfeffer
- 1 TL Gewürzmischung aus Paprika, Kreuzkümmel, Ingwer, Kurkuma, Zitronengras, Chili
- 1 EL frischer Koriander, fein gehackt

Den Wildreis in 75 ml Gemüsebrühe garen. Währenddessen Knoblauch und Ingwer fein hacken. Das Rinderfilet in Streifen schneiden und in einem Topf in Kokosöl mit dem Knoblauch und dem Ingwer leicht anbraten.
Den Spitzkohl in feine Streifen schneiden, die Karotte sehr grob raspeln und beides mit andünsten. Alles mit Gemüsebrühe auffüllen, mit den Gewürzen abschmecken und mit dem Koriander bestreuen.

Exotische Linsensuppe

2 Portionen
- 100 g Belugalinsen
- 600 ml Gemüsebrühe
- 200 g Suppengemüse
  (zum Beispiel Karotte, Knollensellerie,
  Pastinake, Petersilienwurzel, Lauch)
- 2 Stücke frischer Ingwer, jeweils ca. 1 cm
- je 1 TL Koriander, Kreuzkümmel,
  Zimt und Kurkuma
- 2 EL Olivenöl
- 2 Schalotten
- 2 Knoblauchzehe
- 200 ml passierte Tomaten
- 200 ml Kokosmilch
- Salz und Pfeffer
- 2 Msp. Chilipulver
- 4 EL frischer Koriander

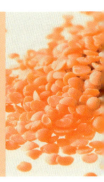

Die Linsen waschen und für etwa 30 Minuten in Gemüsebrühe köcheln lassen. Das Suppengemüse in feine Würfel schneiden, den Ingwer fein hacken, dann alles zusammen kurz vor dem Ende der Garzeit zu den Linsen geben.
Die Schalotte klein würfeln, den Knoblauch fein hacken. Die Gewürzmischung ohne Öl in der Pfanne etwas anrösten. Dann Olivenöl zugeben, erhitzen, Schalotte und Knoblauch darin andünsten und mit den Gewürzen gut vermischen. Anschließend zu den Linsen in den Topf geben. Danach Tomaten und Kokosmilch unterrühren und alles zusammen noch wenige Minuten weiterköcheln lassen. Mit Pfeffer, Chili, fein gehacktem frischem Koriander und noch etwas Salz abschmecken.
Die Hälfte der Suppe im Kühlschrank aufbewahren. Sie wird Ihr Mittagessen für den nächsten Tag.

Fenchelsuppe

- 2 Fenchelknollen
- 1 Schalotte
- 1 TL Olivenöl
- 500 ml Gemüsebrühe
- Salz und Pfeffer
- 1 EL Olivenöl zum Abschmecken

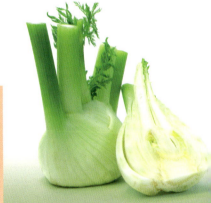

Den Fenchel vierteln, Strunkteile entfernen, das Fenchelgrün aufbewahren und danach den Fenchel in kleine Stücke schneiden.
Die Schalotte klein schneiden und zusammen mit dem Fenchel in einem Topf mit 1 TL Olivenöl andünsten. Dann die Gemüsebrühe dazugeben, bis Fenchel und Schalotte knapp bedeckt sind, und für ca. 20–30 Minuten weiterköcheln lassen. Kurz bevor der Fenchel weich ist, auch das Fenchelgrün dazugeben. Anschließend mit dem Stabmixer alles fein pürieren und mit Salz, Pfeffer und Olivenöl abschmecken.

Italienische Gemüsesuppe mit Süßkartoffel

ZUTATEN

2 Portionen
- 1 Süßkartoffel, ca. 150 g
- 200 g Spitzkohl
- 200 g Lauch
- 2 Karotten
- 1/2 Fenchelknolle
- 1 große Knoblauchzehe
- 1 große Zwiebel
- 2 EL Olivenöl
- 1 l Gemüsebrühe
- 12 Blätter frisches Basilikum
- 2 EL italienische Kräuter, frisch oder getrocknet
- Salz und Pfeffer

Die Süßkartoffel in Salzwasser ca. 20 Minuten kochen.
Das restliche Gemüse putzen, beim Fenchel den Strunk entfernen. Spitzkohl in feine Streifen, Lauch und Karotte in dünne Scheiben und Fenchel in grobe Stücke schneiden. Knoblauch und Zwiebel fein würfeln.
Olivenöl in einem Topf erhitzen, Zwiebeln und Knoblauch darin kurz glasig dünsten, dann Kohl, Lauch, Karotte und Fenchel dazugeben und weiterdünsten. Anschließend mit der Gemüsebrühe aufgießen und die Suppe bei schwacher bis mittlerer Hitze ca. 5 bis 8 Minuten weiterköcheln lassen.
Basilikum fein hacken und zusammen mit den anderen italienischen Kräutern unterrühren. Die Suppe mit Salz und Pfeffer abschmecken.
Die Süßkartoffel schälen, in kleine Würfel schneiden und zur fertigen Suppe geben.
Die Hälfte der Suppe im Kühlschrank aufbewahren. Sie wird Ihr Mittagessen für den nächsten Tag.

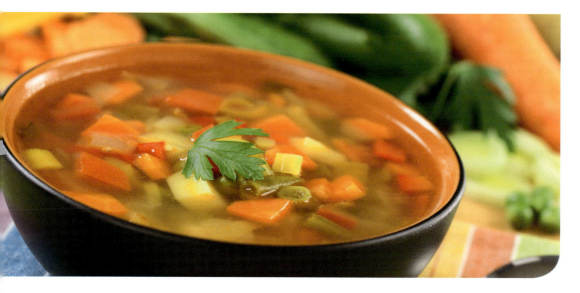

Suppenrezepte

Klare Fischsuppe

2 Portionen
- 1 große Regenbogenforelle, ausgenommen
- 1 große Zwiebel
- 2 EL Olivenöl
- ca. 200 g gemischtes Suppengemüse (zum Beispiel Sellerie, Karotte, Pastinake, Lauch)
- 2 Bund Petersilie
- 3–4 Chilischoten
- 1,2 l Gemüsebrühe
- 2 Stangen Staudensellerie
- 10 Scampi, roh, mit Kopf und Schale
- Pfeffer
- 2 EL frischer Koriander, fein gehackt

Die Forelle filetieren, Haut an den Filets lassen, die Filets jeweils dritteln und zur Seite stellen. Die Zwiebel halbieren und in einem großen Topf in Olivenöl andünsten. Gemüse grob würfeln und gemeinsam mit Fischresten, Petersilie und Chilischoten dazugeben, mit der Gemüsebrühe aufgießen und für etwa 1–1,5 Stunden bei schwacher Hitze köcheln lassen. Anschließend die Suppe durch ein Sieb passieren und nur die passierte Suppe verwenden.
Während die Suppe köchelt, den Staudensellerie in feine Halbmonde schneiden und anschließend in die relativ klare passierte Suppe geben. Die Fischfiletstücke und die ganzen Scampi dazugeben und einige Minuten köcheln lassen, bis alles gar ist. Die Suppe mit Pfeffer würzen und mit Koriander servieren.
Die Hälfte der Suppe im Kühlschrank aufbewahren. Sie wird Ihr Abendessen für den nächsten Tag.

Kürbissuppe mit Seelachs

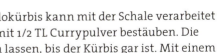

- 1 kleine Zwiebel
- 150 g Hokkaidokürbis
- 1/2 TL Kokosöl
- 1 TL Currypulver
- 300 ml Gemüsebrühe
- 100 g Seelachsfilet
- 1/2 TL Kurkuma
- Salz und Pfeffer
- 1 TL Petersilie, frisch
- 1 EL Kürbiskerne, gehackt

Zwiebel fein hacken. Kürbisfleisch würfeln (Hokkaidokürbis kann mit der Schale verarbeitet werden). Beides im Kokosöl leicht anschwitzen und mit 1/2 TL Currypulver bestäuben. Die Brühe angießen und etwa 20 Minuten leicht köcheln lassen, bis der Kürbis gar ist. Mit einem Stabmixer pürieren.
Seelachsfilet in Würfel schneiden, in die heiße Suppe geben und für weitere 5 Minuten bei schwacher Hitze garen. Suppe mit dem restlichen Currypulver und Kurkuma würzen. Mit Salz und Pfeffer würzen. Petersilie fein hacken. Suppe mit der Petersilie und den Kürbiskernen garnieren.

Mediterraner Fischeintopf

ZUTATEN

- 1 Zwiebel
- 1 Knoblauchzehe
- 1 EL Olivenöl
- 1 Fenchelknolle
- 4 Lorbeerblätter
- 400 ml Gemüsebrühe
- 100 ml stückige Tomaten (aus der Dose oder Packung)
- 1 EL Oregano
- 1 Fischfilet (z.B. Zander, Seelachs, Kabeljau, ca. 120 g)
- 6 Scampi, frisch oder tiefgekühlt
- 1 EL italienische Kräutermischung
- Salz und Pfeffer

Zwiebel und Knoblauch fein hacken. Olivenöl in einem Topf erhitzen und Zwiebel und Knoblauch darin andünsten.
Den Fenchel putzen, vom Strunk befreien und in schmale Streifen schneiden, dann zusammen mit den Lorbeerblättern in den Topf geben und kurz weiterdünsten. Mit Gemüsebrühe aufgießen, stückige Tomaten dazugeben, mit Oregano würzen und alles auf mittlerer Hitze weiterköcheln lassen.
Das Fischfilet in kleine Stücke schneiden und zusammen mit den Scampi in die Suppe geben. Für 3–5 Minuten weiterköcheln lassen. Vor dem Servieren mit Salz, Pfeffer und der italienischen Kräutermischung abschmecken.

Spinat-Zucchini-Suppe

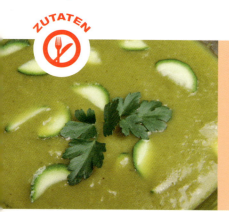

ZUTATEN

- 250 g Zucchini
- 100 g Babyspinat (oder Blattspinat)
- 1 Zwiebel
- 2 Knoblauchzehen
- 1/2 TL geriebene Muskatnuss
- 1 TL Olivenöl
- 300 ml Gemüsebrühe
- 100 ml Kokosmilch
- Salz und Pfeffer

Die Zucchini grob würfeln, den Spinat putzen. Die Zwiebel und den Knoblauch fein würfeln und gemeinsam mit dem Muskat für 2 Minuten in einem großen Topf mit etwas Olivenöl andünsten. Dann Zucchini dazugeben und für weitere 2 Minuten mitdünsten. Anschließend mit der Gemüsebrühe aufgießen, den Spinat einrühren und die Suppe bei schwacher Hitze 10 Minuten köcheln lassen.
Jetzt die Kokosmilch einrühren und die Suppe mit einem Stabmixer fein pürieren, mit etwas Pfeffer und evtl. Salz und einer weiteren Prise Muskat nachwürzen.

Suppenrezepte

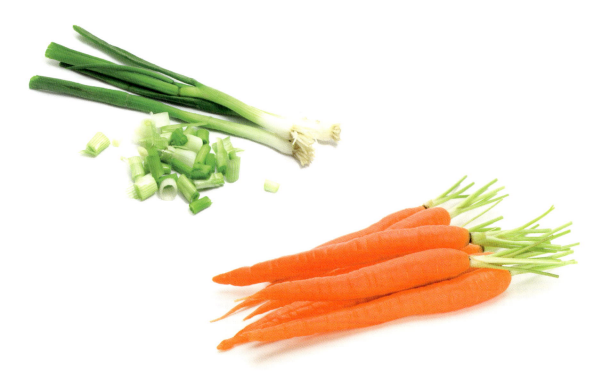

Thailändische Hühnchensuppe mit Frühlingszwiebeln

- 1 Hähnchenbrustfilet, ca. 150 g
- 1 Knoblauchzehe
- 1 Stück Ingwer, ca. 2 cm
- 2 Frühlingszwiebeln
- 1 Karotte
- 1 TL Kokosöl
- 400 ml Gemüsebrühe
- 20 g Glasnudeln
- 1/2 TL Currypaste, mittelscharf
- 3 EL frischer Koriander
- Pfeffer
- 10 Blätter Thai-Basilikum

Das Hähnchenbrustfilet grob würfeln. Knoblauch und Ingwer fein hacken, die Frühlingszwiebeln in feine Ringe, die Karotte in kleine Würfel schneiden.
Das Hähnchenbrustfilet in einem Topf mit dem Kokosöl andünsten, dann Knoblauch, Ingwer, Frühlingszwiebeln und Karottenwürfel dazugeben und weiterdünsten. Mit Gemüsebrühe aufgießen und kurz weiterköcheln lassen. Glasnudeln einrühren, mit Currypaste und fein gehacktem frischem Koriander würzen, mit Pfeffer abschmecken. Zum Schluss noch ein paar Thai-Basilikumblätter an die Suppe geben.

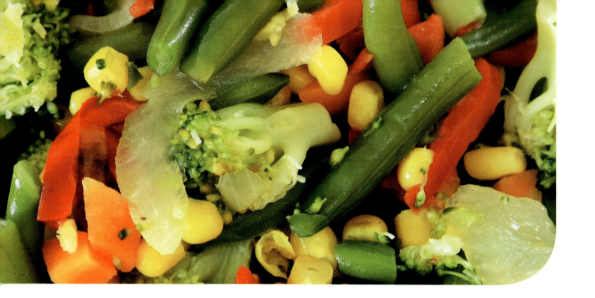

Gemüse

Ausgefallene und trotzdem leicht zuzubereitende Gerichte gibt es in unserer Rezeptkategorie »Gemüse«. Gebratener Spargel, Wokgemüse oder auch das Ofengemüse bieten die Möglichkeit, Gemüse auf neue, raffinierte Art zuzubereiten.

In den Gemüserezepten werden zudem viele frische Kräuter verwendet, die unseren Körper mit wertvollen Inhaltsstoffen versorgen und den Gerichten einen intensiven Geschmack verleihen.

Gebratener Spargel mit Basilikum

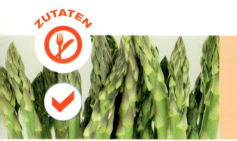

- 100 g weißer Spargel
- 100 g grüner Spargel
- 1 EL Olivenöl
- Salz und Pfeffer
- 8 Blätter frisches Basilikum

Den weißen Spargel schälen, von beiden Spargelsorten die Stangenenden ca. 2 cm breit abschneiden und entfernen, dann den Spargel in ca. 5 cm breite Stücke schneiden. Etwas Olivenöl in einer Pfanne erhitzen und den Spargel bei mittlerer Hitze darin anbraten. Mit Salz und Pfeffer abschmecken, vor dem Servieren mit den frischen, klein gezupften Basilikumblättern garnieren.

Den Spargel können Sie auch, mit etwas Öl und Essig angemacht, als Salat kalt genießen.

Gemüserezepte

Ofengemüse mit Radicchio

2 Portionen
- 1 Süßkartoffel
- 2 Zwiebeln
- 2 Karotten
- 1 Radicchio
- 300 g Austernpilze
- 2–3 EL Rosmarin, getrocknet
- 2 Knoblauchzehen
- 2 EL Olivenöl
- Salz und Pfeffer

Süßkartoffel und Zwiebeln in grobe Stücke schneiden und auf einem Backblech verteilen. Für etwa 30–40 Minuten bei 160 °C garen. Karotten in dicke Scheiben schneiden und nach ca. 15–20 Minuten dazugeben. Radicchio in grobe Stücke schneiden und nach weiteren 5–10 Minuten gemeinsam mit den Austernpilzen dazugeben. Etwa weitere 10 Minuten garen. Knoblauch fein hacken. Kurz vor dem Ende der Garzeit Knoblauch, getrockneten Rosmarin, Salz, Pfeffer und Olivenöl über das Gemüse geben.
Die Hälfte des Ofengemüses für das Mittagessen am nächsten Tag aufbewahren.

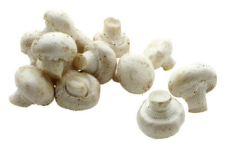

Rührei mit Artischocken

- 5 Champignons
- 5 Artischocken, aus der Dose
- 1 Schalotte
- 1 Scheibe Ingwer
- 1 TL Olivenöl
- 1 EL frische Petersilie
- 3 Eier
- Salz und Pfeffer
- 1 Msp. Kurkuma

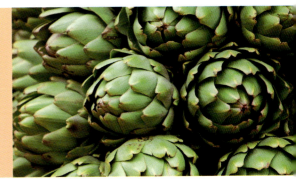

Champignons putzen und je nach Größe vierteln oder in Scheiben schneiden. Artischocken abtropfen lassen und ebenfalls vierteln. Schalotte und Ingwer fein hacken.
Olivenöl in einer Pfanne erhitzen, Schalotte und Ingwer darin bei schwacher Hitze kurz andünsten, dann das Gemüse dazugeben und bei schwacher Hitze weiterdünsten.
Petersilie fein hacken. Eier, Salz, Pfeffer und Petersilie verquirlen und über das Gemüse geben. Die Eier-Gemüsemasse verrühren, etwas zerteilen und mit Kurkuma würzen.

Rührei mit Gemüse und Pilzen

ZUTATEN

- 1 Frühlingszwiebel
- 5 Champignons
- 1/3 einer kleinen Pastinake
- 1 Rosenkohlröschen
- 1 EL Olivenöl
- 3 Eier
- Salz und Pfeffer
- 2 EL gemischte frische Gartenkräuter wie Petersilie, Schnittlauch, Koriander, Basilikum, fein gehackt
- 1 TL Schwarzkümmel

Die Frühlingszwiebel putzen, in dünne Ringe schneiden und in einer Pfanne bei schwacher Hitze kurz andünsten.
Champignons vierteln, Pastinake grob raspeln, Rosenkohl fein schneiden und gemeinsam mit dem Olivenöl zu der Frühlingszwiebel in die Pfanne geben. Bei schwacher Hitze weiterdünsten. Die Eier mit Salz und Pfeffer verquirlen und über das Gemüse gießen. Weitergaren, frische Kräuter und Schwarzkümmel untermischen und die Gemüse-Ei-Mischung in grobe Stücke zerteilen.

Wokgemüse

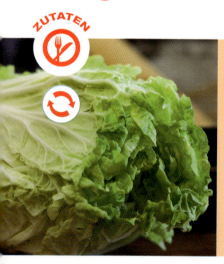

ZUTATEN

2 Portionen
- 2 Knoblauchzehen
- 2 Scheiben frischer Ingwer
- 20 Shiitakepilze
- 2 Karotten
- 2 rote Paprika
- 300 ml Gemüsebrühe
- 1 TL Currypaste, mittelscharf
- 2/3 von einem kleinen Chinakohl
- Salz, Pfeffer, Koriander, Zitronengras
- 2 TL Kokosöl
- 4 Stängel frischer Koriander

Knoblauchzehen und Ingwer fein hacken, Shiitakepilze vierteln, Karotte in Scheiben und Paprika in Würfel schneiden. In einer Wokpfanne zuerst Knoblauch und Ingwer andünsten, dann das geschnittene Gemüse dazugeben. Mit der Gemüsebrühe aufgießen, die Currypaste einrühren und weiterdünsten.
Chinakohl in sehr feine Streifen schneiden und für ein paar Minuten dazugeben. Das Gemüse mit Salz, Pfeffer, Koriander und Zitronengras abschmecken. Den frischen Koriander fein hacken, über das Gemüse geben und servieren.
Bewahren Sie die Hälfte des Wokgemüses für das Mittagessen am nächsten Tag auf.

Gemüserezepte

Wokgemüse mit Tofu

ZUTATEN

- 80 g Tofu
- 2 Frühlingszwiebeln
- 1 Karotte
- 200 g Shiitakepilze
- 50 g Zuckerschoten
- 1 Knoblauchzehe
- 30 g Sojasprossen
- 1 TL Kokosöl
- 200 ml Gemüsebrühe
- 1–2 EL Sojasoße
- 1–2 TL asiatische Gewürzmischung
- Salz und Pfeffer

Tofu fein würfeln, Frühlingszwiebeln in feine Ringe schneiden, Karotte der Länge nach halbieren und in Scheiben schneiden. Shiitakepilze je nach Größe vierteln oder halbieren, Zuckerschoten halbieren, Knoblauch fein hacken, die Sojasprossen bleiben ganz.
Das Kokosöl in einem Wok erhitzen, Knoblauch, Frühlingszwiebel, Karotte, Tofu und Zuckerschoten darin andünsten, dann Shiitakepilze unterrühren, zum Schluss die Sojasprossen dazugeben. Alles gut verrühren, mit Gemüsebrühe aufgießen und mit Sojasoße, der asiatischen Gewürzmischung sowie Salz und Pfeffer abschmecken.

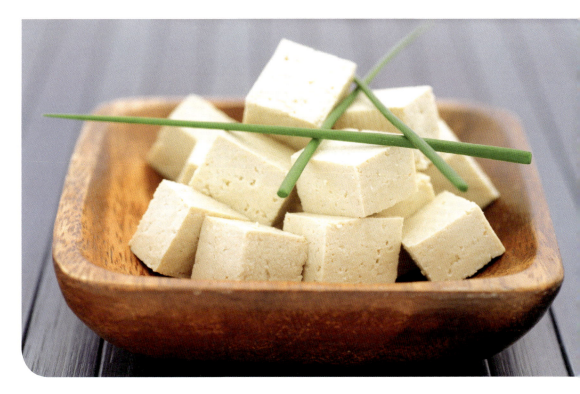

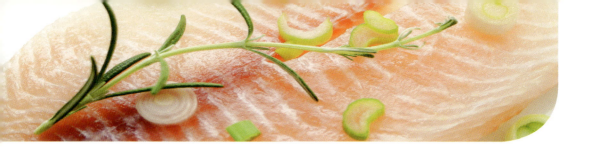

Fisch

Die Fischgerichte enthalten Seefisch ebenso wie Meeresfrüchte und Schalentiere, da diese uns nicht nur mit hochwertigem Eiweiß, sondern auch mit Mineralien und vor allen Dingen mit Jod versorgen. Mit der Kombination von Eiweiß und Jod unterstützen wir die Bildung von Schilddrüsenhormonen, die wiederum Einfluss auf unseren Stoffwechsel haben. Zudem ist das Fisch-Eiweiß leicht verdaulich, da es wenig Bindegewebe enthält.

Achten Sie bei der Fischwahl sowohl auf die Frische als auch auf nachhaltige Fischerei, das heißt, dass schonendere Fangmethoden eingesetzt werden oder der Fisch in Aqua-Kulturen nach Öko-Kriterien gezüchtet wird.

Rezepte mit Scampi können Sie auch mit den kostengünstigeren Garnelen zubereiten.

Blattspinat mit Vanille und Scampi

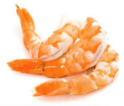

ZUTATEN

- 1 EL Pinienkerne
- 100 ml Kokosmilch
- 1 Vanilleschote
- 250 g Blattspinat
- 1 Schalotte
- 1/2 TL Kokosöl
- Salz und Pfeffer
- 1 Msp. Chilipulver
- 1/2 frische Mango
- 15–20 Scampi, ohne Kopf und Schale (ca. 100g)
- 1 Knoblauchzehe
- 1 TL Olivenöl

Pinienkerne in einer beschichteten Pfanne ohne Öl kurz anrösten und beiseite stellen.
Die Kokosmilch mit der Vanilleschote aufkochen und 3 Minuten ziehen lassen.
Den Blattspinat gut waschen und in der Salatschleuder trocknen, anschließend grob hacken.
Die Schalotte würfeln, in Kokosöl andünsten, den gehackten Blattspinat dazugeben und kurz mitdünsten. Mit Salz, Pfeffer und Chili abschmecken.
Die Mango in kleine Würfel schneiden. Blattspinat zur Vanille-Kokosmilch-Mischung geben, Vanilleschote entfernen. Die Scampi mit der ganzen Knoblauchzehe in Olivenöl anbraten und über die Spinatmischung geben, mit den Mangowürfeln und den Pinienkernen garnieren und servieren.

Fischrezepte

Blini mit Räucherlachs und Rucola

ZUTATEN

- 2 Eier
- 1 EL Buchweizenmehl
- 1 Prise Salz
- evtl. 1/2 TL Backpulver
- 1 TL Kokosöl
- 1–2 TL Meerrettichcreme
- 80 g Räucher- oder Wildlachs
- 1 Handvoll Rucola

Eier und Buchweizenmehl mit dem Salz verquirlen. Sollte der Teig zu fest geraten, evtl. 1 EL Mineralwasser hinzufügen.
Das Kokosöl in einer kleinen, beschichteten Pfanne erhitzen, mit dem Schöpflöffel die Hälfte des Teigs in die Pfanne geben und bei niedriger Hitze von beiden Seiten anbraten, danach mit der zweiten Hälfte des Teigs genauso verfahren.
Die fertigen Blini dünn mit Meerrettichcreme bestreichen und mit Rucola und Räucherlachs belegen.

Brokkoli orientalisch mit Rotbarschfilet

ZUTATEN

- 250 g Brokkoli
- 1 EL Pinienkerne
- 1 kleine Knoblauchzehe
- 1 EL Olivenöl
- 100 ml Gemüsebrühe
- 1–2 EL Tomatenmark
- 150 g Rotbarschfilet
- je 1/2 TL Kreuzkümmel und Koriander, gemahlen
- Salz und Pfeffer

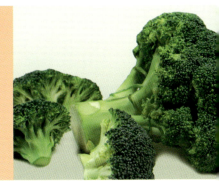

Brokkoli in Röschen teilen und die Stiele klein schneiden. Anschließend die Pinienkerne in der Pfanne ohne Öl anrösten, herausnehmen und beiseite stellen.
Den Knoblauch fein hacken und in der Pfanne mit Olivenöl andünsten. Brokkoliröschen und klein gewürfelte Brokkolistiele dazugeben, mit Gemüsebrühe aufgießen. Tomatenmark einrühren und für etwa 5–10 Minuten weiterdünsten.
Inzwischen das Rotbarschfilet in einer beschichteten Pfanne bei niedriger Hitze nur mit etwas Pfeffer anbraten.
Brokkoli mit Kreuzkümmel, Koriander, Salz und Pfeffer abschmecken und die gerösteten Pinienkerne über den Brokkoli streuen, mit dem Rotbarsch servieren.

Buntes Gemüseomelett mit Forellenfilet

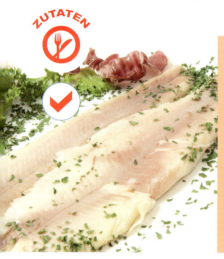

ZUTATEN

- 1 kleine Knoblauchzehe
- 1 Zwiebel
- 1 EL Olivenöl
- 1 Rosenkohlröschen
- 5 Pilze (Champignons oder Shiitake)
- 1 kleine Karotte
- 3 Eier
- Salz und Pfeffer
- 1 EL italienische Kräuter, getrocknet
- 1 Handvoll Salat, zum Beispiel Asia-Salat, Rucola, Spitzwegerich, Radicchio
- 100 g geräuchertes Forellenfilet

Knoblauch und Zwiebel fein hacken und in einer Pfanne mit dem Olivenöl bei niedriger Hitze andünsten. Den Rosenkohl fein schneiden, Pilze und Karotten klein würfeln und dazugeben. Eier mit Salz, Pfeffer und den italienischen Kräutern verquirlen.
Die Salatmischung klein schneiden und ganz kurz mit in die Pfanne geben, die Eiermasse auf dem Gemüse verteilen, sodass es bedeckt ist. Das Omelett bei niedriger Hitze von beiden Seiten goldbraun braten. Mit dem Forellenfilet servieren.

Chili-Scampi mit Salat vom Ofengemüse

ZUTATEN

Chili-Scampi
- 1/2 TL Kokosöl
- 20 Scampi, ohne Kopf und Schale (ca. 120g)
- Salz und Pfeffer
- 1 Msp. Chilipulver
- 3 EL frische Petersilie

Salat vom Ofengemüse
- die Hälfte des Ofengemüses vom Vortag (siehe Seite 182 unten)
- 1 TL Olivenöl
- 1 TL Rosmarin, getrocknet

Chili-Scampi
Eine Pfanne mit Kokosöl benetzen und erhitzen, die Scampi hineingeben und bei mittlerer Hitze braten. Mit Salz, Pfeffer und etwas Chili würzen. Petersilie fein hacken und über die Scampi geben. Die Scampi können sowohl warm als auch kalt gegessen werden.

Salat vom Ofengemüse
Genießen Sie zu den Chili-Scampi das Ofengemüse vom Vortag kalt als Salat. Würzen Sie es nach Bedarf mit etwas Salz und Pfeffer, getrocknetem Rosmarin und 1 TL Olivenöl.

Fischrezepte

Chinapfanne mit Seelachs

ZUTATEN

- 150 g Seelachsfilet
- 1 Knoblauchzehe
- 1/2 Zitrone
- 1 TL Honig
- 2 EL Sojasoße
- 1/2 gelbe Paprika
- 1/2 rote Paprika
- 50 g Shiitakepilze
- 1 EL Kokosöl
- 50 ml Gemüsebrühe
- 75 g Sojasprossen
- Salz und Pfeffer
- 1 Msp. Chilipulver

Seelachsfilet in grobe Würfel schneiden. Knoblauch fein hacken, Zitrone auspressen, dann Honig und Zitronensaft mit Sojasoße und Knoblauch verrühren und die Fischwürfel 20 Minuten darin marinieren. Währenddessen gelbe und rote Paprika klein schneiden und die Shiitakepilze halbieren.

Fischfilet gut abtropfen lassen und die Marinade auffangen. Fischstücke in Kokosöl 2 Minuten anbraten, herausnehmen und warm stellen.

Paprika und Pilze in einer Pfanne kurz anbraten, restliche Marinade und Gemüsebrühe hinzufügen und 2 Minuten köcheln lassen. Dann Sojasprossen und Fischwürfel dazugeben und mit Salz, Pfeffer und Chili abschmecken.

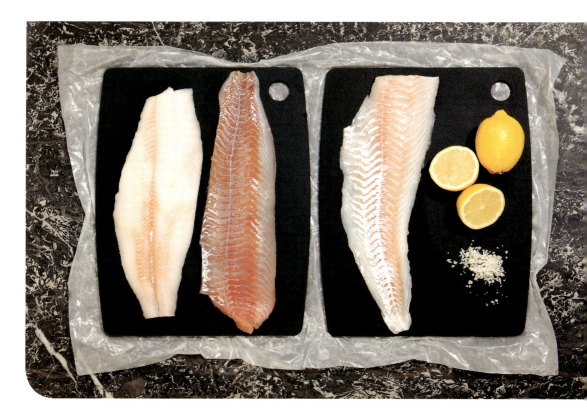

B.FIT in 30 Tagen

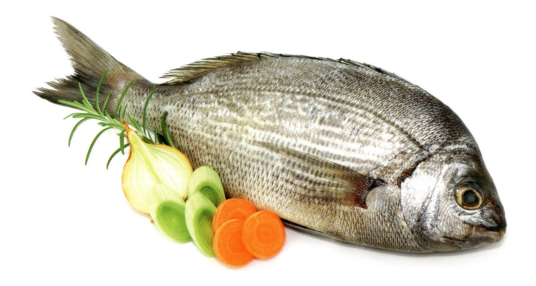

Dorade royale mit Foliengemüse

ZUTATEN

- 1 kleine Dorade, küchenfertig
- Salz und Pfeffer
- 1 dünne Scheibe frischer Ingwer
- 1 Scheibe Knoblauch
- 1 Scheibe einer Zitrone
- 1 Lorbeerblatt
- 1/2 Bund frische Petersilie
- 1 TL Olivenöl

- 1–2 EL Gewürz, gemischt aus gemahlenem Fenchel, Anis, Koriander, Zimt
- 1 Karotte
- 1/2 Pastinake
- 1/2 Fenchelknolle
- 6 Cocktailtomaten
- Salz und Pfeffer
- 1 TL Koriander und Zimt für das Gemüse
- 1 TL Olivenöl

Den Backofen auf 160 °C vorheizen. Die Dorade innen und außen gründlich waschen und trocken tupfen. Die Bauchhöhle mit Salz und Pfeffer einreiben, dann mit Ingwer, Knoblauch, Zitronenscheibe, Lorbeerblatt und Petersilie füllen. Ein Blatt Alufolie mit Olivenöl bestreichen und den Fisch darauflegen. Nun die Dorade außen mit der Gewürzmischung bedecken. Die Folie zu einem Päckchen zusammenfalten, auf ein Backblech legen und auf der mittleren Schiene des Backofens ca. 40 Minuten garen.
Karotte, Pastinake und Fenchel grob würfeln, Cocktailtomaten halbieren und das Gemüse ebenfalls auf eine Folie geben. Salz, Pfeffer, Koriander, etwas Zimt und Olivenöl vermischen und unter das Gemüse ziehen. Das Päckchen für ca. 30 Minuten neben den Fisch in den Backofen legen.
Die Dorade und das Gemüse in der Folie servieren.

Fischrezepte

Fischfilet mit Knoblauch und Austernpilzen

ZUTATEN

- 1 TL Pinienkerne
- 2 Knoblauchzehen
- 150 g Austernpilze
- 1 EL Olivenöl
- 250 g Fischfilet (zum Beispiel Rotbarsch oder Kabeljau)
- 2 EL frische Petersilie
- 1 EL Zitronensaft, frisch gepresst
- Salz und Pfeffer

Pinienkerne in der Pfanne ohne Öl anrösten und beiseite stellen.
Knoblauch fein hacken, Austernpilze in grobe Stücke schneiden. Olivenöl in einer Pfanne erhitzen und die Austernpilze mit dem Knoblauch kurz darin anbraten, dann das Fischfilet dazugeben und auf mittlerer Hitze weiterdünsten. Das Fischfilet zwischendurch wenden.
Für die Marinade Petersilie fein hacken, mit Zitronensaft vermischen und mit Salz und Pfeffer abschmecken.
Austernpilze und Fischfilet auf einem Teller anrichten und die gerösteten Pinienkerne zusammen mit der Marinade über den Fisch geben.

Lachs-Garnelen-Pfanne mit Kurkuma

ZUTATEN

- 1 Lachsfilet, ca. 150 g
- 1 Zwiebel
- 10 Garnelen (frisch oder tiefgefroren), ohne Kopf und Schale (ca. 40g)
- 1 TL Kokosöl
- 1/2 Stange Staudensellerie
- 1 Knoblauchzehe
- 150 ml Kokosmilch
- Kurkuma, Salz, Pfeffer

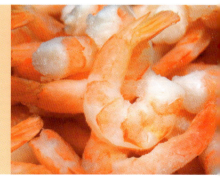

Das Lachsfilet in große Stücke schneiden, die Zwiebel grob hacken, beides zusammen mit den Garnelen und etwas Kurkuma in Kokosöl in einer Pfanne kurz anbraten.
Staudensellerie in dünne Scheiben schneiden, Knoblauch fein hacken und beides ebenfalls in die Pfanne geben, bei geschlossenem Deckel für 2 Minuten weiterköcheln lassen, zwischendurch umrühren. Dann Kokosmilch einrühren, mit Kurkuma, Salz und Pfeffer abschmecken.

Lachsfilet mit Brokkoli

ZUTATEN

- 1 kleine Gemüsezwiebel
- 200 g Brokkoli
- 50 ml Gemüsebrühe
- 1 Karotte
- Salz und Pfeffer
- 1 frisches Lachsfilet, ca. 150 g
- 1/2 TL Kokosöl
- 2 EL Mandeln, gehobelt

Zwiebel fein hacken und ohne Öl in einer Pfanne andünsten. Brokkoli in kleine Röschen teilen, zu den Zwiebeln geben und mit der Gemüsebrühe aufgießen, bei schwacher Hitze weiterdünsten. Karotte in Scheiben schneiden und kurz vor dem Ende der Garzeit dazugeben. Das Gemüse ist gar, wenn das Wasser fast verkocht ist. Mit Salz und Pfeffer abschmecken. In einer weiteren Pfanne das Lachsfilet in Kokosöl anbraten. Mit frischem Pfeffer und etwas Salz würzen und mit dem Brokkoligemüse anrichten, zum Schluss die gehobelten Mandeln über den Brokkoli streuen.

Lachsschnitte mit Meeresalgen und Wildreis

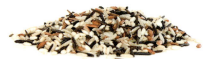

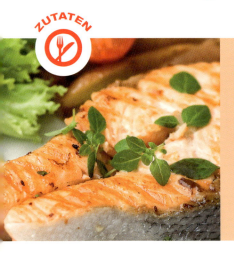

ZUTATEN

- 1/2 TL Kokosöl
- 140 g frisches Lachsfilet
- Pfeffer
- 1 Karotte
- 1 halbe kleine Zucchini
- 5 Pilze (Champignons oder Shiitake)
- 2 EL frische Petersilie
- 50 g Wildreis
- 150 ml Gemüsebrühe
- 70 g Salzwasseralgen
- 2 EL Mandeln, gehobelt

Kokosöl in einer Pfanne erhitzen und das Lachsfilet anbraten. Mit frischem Pfeffer würzen. Karotte, Zucchini und Pilze in kleine Würfel schneiden, die Petersilie fein hacken.
Den Wildreis etwa 20 Minuten in der Gemüsebrühe garen. 5 Minuten vor dem Ende der Garzeit das Gemüse zum Wildreis geben und alles zusammen weiterköcheln lassen. Petersilie ebenfalls dazugeben.
Die Salzwasseralgen in kochendem Wasser blanchieren (dabei langsam bis 10 zählen, während sich die Algen im kochenden Wasser befinden), anschließend kurz abtropfen lassen.
Die gehobelten Mandeln über die Algen streuen, mit dem Lachsfilet und Wildreis anrichten.

Fischrezepte

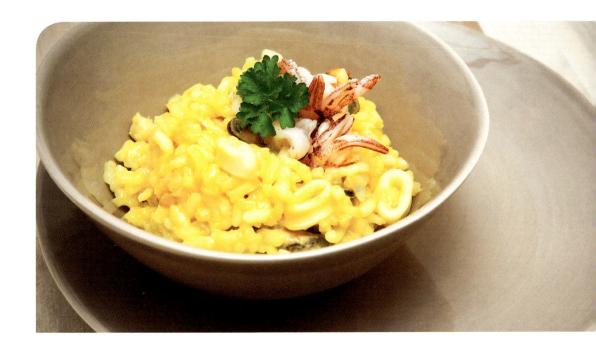

Risotto mit Meeresfrüchten

- 150 g gemischte Meeresfrüchte (frisch oder tiefgefroren)
- 1 Knoblauchzehe
- 1 kleine Zwiebel oder Schalotte
- 1 EL Olivenöl
- 1 EL Thymian
- Salz und Pfeffer
- 50 g Risottoreis
- 125 ml Gemüsebrühe
- einige Safranfäden
- 2 EL frische Petersilie

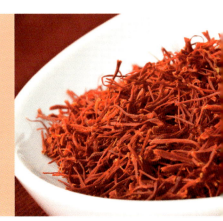

Meeresfrüchte abspülen und abtropfen lassen. Tiefgekühlte Meeresfrüchte am Abend vorher auftauen lassen.
Knoblauchzehe und Zwiebel fein hacken, mit Olivenöl, Thymian, Salz und Pfeffer mischen. Gemeinsam mit den Meeresfrüchten in eine feuerfeste Form geben und eine halbe Stunde bei 150 °C im Backofen garen. Währenddessen den Risottoreis mit Gemüsebrühe etwa 20 Minuten garen und die Safranfäden unter den Reis ziehen.
Petersilie fein hacken. Meeresfrüchte mit dem Reis mischen und mit Petersilie bestreuen.

Seehechtfilet in Kokospanade mit Currygemüse

ZUTATEN

- 150 g Seehechtfilet
- 1–2 Stangen Staudensellerie
- 100 g Karotte
- 1 TL Kokosöl
- 80 ml Kokosmilch
- 1 EL Currypaste
- Salz und Pfeffer
- 1 Ei
- 2 EL Kokosraspeln
- 2 Stängel frischer Koriander

Das Seehechtfilet waschen und abtupfen. Staudensellerie und Karotte in grobe Würfel schneiden. 1/2 TL Kokosöl in einer Pfanne erhitzen und das Gemüse darin andünsten, mit Kokosmilch ablöschen, dann die Currypaste unterziehen. Salz und Pfeffer hinzufügen und zugedeckt 5 Minuten garen.
Das Ei aufschlagen und in einem Suppenteller mit dem Schneebesen verquirlen. Etwas Kokosöl in einer beschichteten Pfanne erhitzen, das Fischfilet salzen, im verrührten Ei und anschließend in den Kokosraspeln wälzen. Etwa 6–8 Minuten von beiden Seiten braten. Den Koriander grob hacken und zum Currygemüse geben.

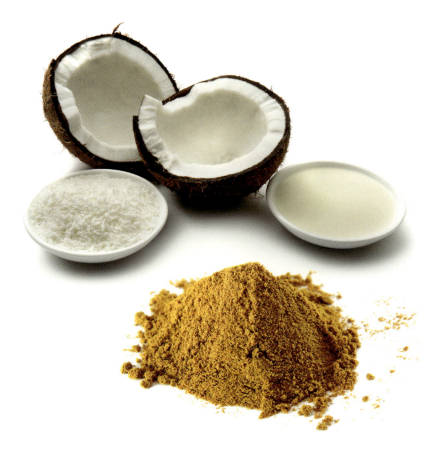

Fischrezepte

Thunfisch mit Mango-Bananen-Soße und Zucchini

- 1/3 Mango
- 1/3 Banane
- 100 ml Kokosmilch
- 1 kleine Zucchini
- 1 Zwiebel
- 1 TL Olivenöl
- 20 ml Gemüsebrühe
- Salz und Pfeffer
- 1 EL frische Kräuter wie Petersilie, Koriander, Schnittlauch
- 140 g Thunfischfilet
- 1 TL Kokosöl

Mango und Banane geschält und klein geschnitten in eine Rührschüssel geben. Mit der Kokosmilch pürieren.
Zucchini klein würfeln, Zwiebel fein hacken und in einer Pfanne mit Olivenöl anbraten. Gemüsebrühe dazugeben und bei schwacher Hitze weiterdünsten lassen. Mit Salz, Pfeffer und den klein gehackten frischen Kräutern abschmecken.
Das Thunfischfilet mit Kokosöl in einer Pfanne rosa braten, mit Salz und Pfeffer würzen und zusammen mit der Mango-Bananen-Soße und dem Zucchinigemüse servieren.

Thunfisch-Tatar

- 1 kleine rote Paprika
- 1 reife Tomate
- 1 Zwiebel
- 3 kleine Gewürzgurken
- 1 Thunfischsteak, ca. 150 g, Sushi-Qualität
- Salz und Pfeffer
- 1 TL Zitronensaft
- 1 TL Balsamico
- 1 TL Honig
- ein paar Blätter frischer Koriander

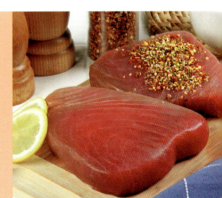

Paprika, Tomaten, Zwiebel und Gewürzgurken sehr fein schneiden, jedoch noch nicht miteinander mischen.
Das Thunfischsteak sehr fein würfeln und mit Salz, Pfeffer, Zitronensaft, Balsamico, Honig und dem fein geschnittenen Gemüse gut vermengen. Auf einem Teller anrichten und mit frischem Koriander garnieren.

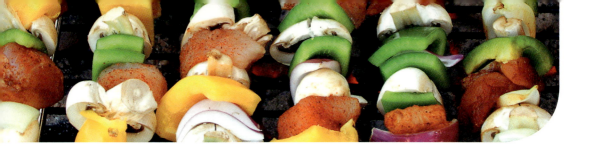

Fleisch

Die Hauptgerichte mit Fleisch sind vielfältig zusammengestellt. Das Fleisch stammt von frei laufenden Tieren wie Rind, Lamm oder Hühnchen und wird durch unterschiedliche Gemüsevariationen ideal ergänzt.

Achten Sie beim Fleisch unbedingt auf gute Qualität! Es sollte aus biologischer Produktion sein, damit Sie sicher sein können, dass die Tiere artgerecht gehalten wurden. Das wirkt sich auch auf die Qualität des Fleisches aus.

Preiswertere Alternativen zum Rinderfilet sind Rindersteak oder -lende, statt Lammfilet könnten Sie auch einen Lammlachs verwenden, das Kalbsschnitzel ließe sich allenfalls durch ein Putenschnitzel ersetzen.

Hähnchenbrust mit Macadamianusskruste und Karotten-Pastinaken-Gemüse

- 5 EL Macadamianüsse, gehackt
- 1 Knoblauchzehe
- 1 rote Zwiebel
- 2 TL Olivenöl
- Salz
- 3–4 EL Schnittlauch
- 1 große Karotte
- 1 kleine Pastinake
- 1/2 Zwiebel
- 10 Pilze (Champignons oder Shiitake)
- 50 ml Gemüsebrühe
- Pfeffer
- 1 EL frische Petersilie, fein gehackt
- 150 g Hähnchenbrust

Für die Macadamianusskruste die gehackten Nüsse ohne Öl in einer Pfanne anrösten, bis sie leicht gebräunt sind. Die Nüsse herausnehmen und beiseite stellen.
Dann Knoblauch und die rote Zwiebel fein hacken, in der Pfanne mit 1 TL Olivenöl glasig andünsten und mit etwas Salz abschmecken. Knoblauch, Zwiebeln und Macadamianüsse gut miteinander verrühren oder mit dem Stabmixer etwas feiner pürieren. Den Schnittlauch fein schneiden und mit der Macadamianussmischung vermengen, warm stellen.
Karotte und Pastinake in Scheiben, Zwiebel in halbe Ringe schneiden und Pilze vierteln. Die Zwiebelringe in 1 TL Olivenöl andünsten, Karotten- und Pastinakenscheiben mit der Gemüsebrühe dazugeben, dann Pilze hinzufügen, mit Salz, Pfeffer und Petersilie abschmecken.
Die Hähnchenbrust in drei gleich große Teile schneiden, von beiden Seiten anbraten, dann die Macadamianussmischung darübergeben, das Fleisch bei kleiner Hitze garziehen lassen, mit dem Gemüse servieren.

Fleischrezepte

Kalbsschnitzel mit Rote Bete

- 2 kleine Knollen Rote Bete
- 1 EL frischer oder getrockneter Oregano, fein gehackt
- 5–8 frische Salbeiblätter
- 1 TL Himbeeressig
- 20 g Schmand
- 40 g Joghurt
- Salz und Pfeffer
- 1 Kalbsschnitzel, ca. 150 g
- 1 TL Kokosöl

Rote Beten gründlich waschen und nass einzeln in Alufolie wickeln. Im Backofen bei 180 °C eine Stunde garen.
Oregano und 3–6 Salbeiblätter fein hacken, mit Himbeeressig, Schmand und Joghurt verrühren und mit Salz und Pfeffer intensiv abschmecken. Die Soße beiseite stellen.
Die Rote-Bete-Knollen aus dem Backofen nehmen und etwas abkühlen lassen.
Das Kalbsschnitzel in Kokosöl zusammen mit 2 Salbeiblättern anbraten, mit Pfeffer würzen. Die Schalen der Roten Beten in der Alufolie wie bei einer Ofenkartoffeln aufschneiden, Kräutersoße darüber geben und mit dem Kalbsschnitzel servieren.

Lammfilet mit Paprikagemüse

- 1/2 Fenchelknolle
- 1 Zwiebel
- 1 rote Paprika
- 2 Knoblauchzehen
- 1 TL Olivenöl
- 5 Cocktailtomaten
- 100 ml Gemüsebrühe
- Salz und Pfeffer
- 2 EL Kräuter der Provence (Gewürzmischung)
- 150 g Lammfilet
- 1/2 TL Kokosöl

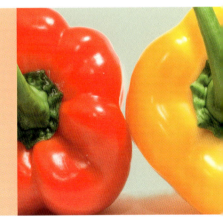

Den Fenchel putzen und vom Strunk befreien. Dann Fenchel, Zwiebel und Paprika in grobe Stücke schneiden, 1 Knoblauchzehe fein hacken. Alles mit dem Olivenöl in einer Pfanne anbraten. Cocktailtomaten halbieren und mit der Gemüsebrühe dazugeben und weiterdünsten. Mit Salz, Pfeffer und der Gewürzmischung abschmecken.
Während das Gemüse dünstet, das Lammfilet mit Pfeffer würzen. In einer weiteren Pfanne das Kokosöl erhitzen, die andere Knoblauchzehe mit einem dicken Messerknauf andrücken, damit sich das Aroma besser entfalten kann, und das Lammfilet mit der Knoblauchzehe braten. Den Knoblauch anschließend entfernen, das Lammfilet mit dem Paprikagemüse servieren.

B.FIT in 30 Tagen

Ofengemüse mit Hähnchenstreifen

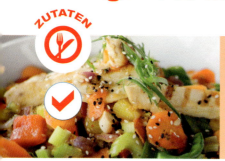

- 120 g Hähnchenfilet
- 1 TL Kokosöl
- Curry, Kurkuma, Pfeffer
- die Hälfte des Ofengemüses mit Radicchio vom Vortag (siehe Seite 167 oben)

Das Hähnchenfilet in feine Streifen schneiden und mit dem Kokosöl in der Pfanne braten, mit Curry, Kurkuma und Pfeffer würzen.
Das Ofengemüse vom Vortag bei ca. 50 °C im Backofen aufwärmen oder kalt essen – mit den Hähnchenstreifen.

Ofengemüse mit Lammfilet

2 Portionen

Ofengemüse
- 1 Süßkartoffel
- 2 mittelgroße Zwiebeln
- 2 Fenchelknollen
- 300 g Champignons
- 2 Knoblauchzehen
- 2 EL Rosmarin, getrocknet
- Pfeffer
- 2 EL Olivenöl

Lammfilet
- 120 g Lammfilet
- 1 TL Olivenöl zum Anbraten
- Salz und Pfeffer

Ofengemüse

Süßkartoffel, Zwiebel und Fenchel in grobe Stücke schneiden und auf einem Backblech verteilen. Etwa 30–40 Minuten bei 160 °C garen. Dann die geviertelten Champignons dazugeben und weitere 10 Minuten garen. Knoblauch fein hacken. Kurz vor dem Ende der Garzeit Knoblauch, Rosmarin, Pfeffer und Olivenöl über das Gemüse geben und gut vermengen.
Die Hälfte des Ofengemüses für den nächsten Tag aufbewahren.

Lammfilet

Das Lammfilet mit wenig Olivenöl in einer Pfanne rosa braten, mit Salz und Pfeffer würzen und zusammen mit dem Ofengemüse servieren.

Fleischrezepte

Rinderfilet mit Brokkoli und Pilzen

- 150 g Brokkoli
- 20 Pilze (Champignons und Shiitakepilze)
- 5 Cocktailtomaten
- 1 Zwiebel
- 1 TL Olivenöl
- 2 EL Kokosmilch
- Salz und Pfeffer
- ca. 130 g Rinderfilet
- 1 TL Kokosöl
- 1 EL frische gemischte Kräuter, z.B. Koriander und Petersilie

Brokkoliröschen in einem Topf mit Dampfeinsatz einige Minuten dämpfen, sodass sie bissfest bleiben. Währenddessen Pilze vierteln und Cocktailtomaten halbieren. Die Zwiebel fein würfeln und ohne Öl bei niedriger Hitze anschwitzen, dann Olivenöl sowie Pilze und Tomaten dazugeben und mit anbraten. Jetzt die Brokkoliröschen untermischen und die Kokosmilch einrühren, mit Salz und Pfeffer abschmecken.
Das Rinderfilet in Kokosöl rosa braten und nur mit Pfeffer würzen. Rinderfilet und Gemüse anrichten, zum Schluss die fein gehackten Kräuter über das Gemüse streuen.

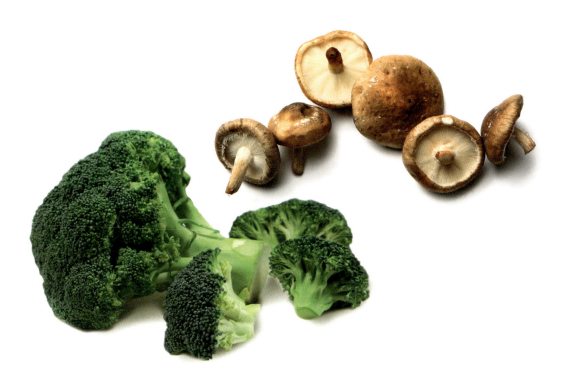

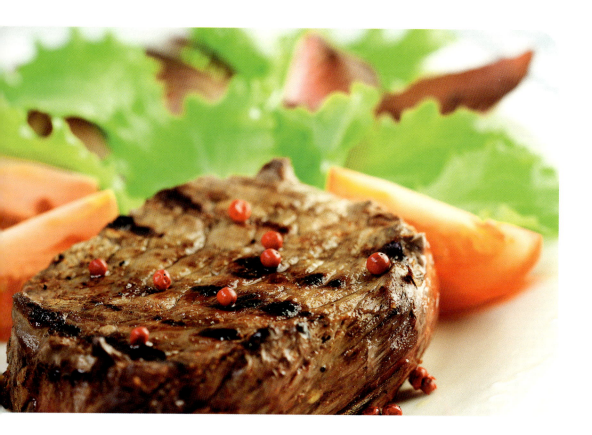

Rinderfilet mit Petersiliensalat

- 8 Champignons
- 4 Handvoll glatte Petersilie
- 1 Zwiebel
- 5 Cocktailtomaten
- 2 EL Olivenöl
- 3 EL Zitronensaft, frisch gepresst
- Salz und Pfeffer
- 1/2 TL Kokosöl
- ca. 150 g Rinderfilet

Pilze putzen, in grobe Stücke schneiden und beiseite stellen.
Petersilie so fein wie möglich hacken, die halbe Zwiebel und die Cocktailtomaten in sehr kleine Würfel schneiden und alles zusammen mit Olivenöl, Zitronensaft, Salz und Pfeffer abschmecken.
Die andere Hälfte der Zwiebel in Ringe schneiden. Kokosöl in einer Pfanne erhitzen, das Rinderfilet anbraten, Pilze und Zwiebelringe dazugeben und kurz weiterdünsten. Petersiliensalat und Rinderfilet mit den Pilzen anrichten, mit Pfeffer abschmecken.

Fleischrezepte

Rinderfilet mit Pilzen und Korianderpesto

Rinderfilet mit Pilzen
- 1 Zwiebel
- 1 TL Olivenöl
- 12 Pilze
  (Champignons und Shiitakepilze)
- 50 ml Kokosmilch
- Salz und Pfeffer
- 1 Rinderfilet, ca. 150 g
- 1/2 TL Kokosöl

Korianderpesto
- 1 EL Mandeln
- 1 TL Walnusskerne
- 1 EL Pinienkerne
- 1 Bund frischer Koriander
- 1 Knoblauchzehe
- 1 Stück frischer Ingwer, ca. 1 cm
- 1 TL Zitronensaft
- 1 EL Olivenöl
- 1 kleine Chilischote, entkernt, klein gehackt

Rinderfilet mit Pilzen

Die Zwiebel fein hacken und ohne Öl bei niedriger Hitze in einer Pfanne anschwitzen, anschließend das Olivenöl dazugeben. Die Pilze vierteln und ebenfalls mit anbraten. Kokosmilch hinzufügen und einköcheln lassen. Mit Salz und Pfeffer abschmecken.
Das Rinderfilet in etwas Kokosöl rosa braten, nur mit Pfeffer würzen und mit der Pilzmischung servieren. Zum Schluss die Hälfte des Korianderpesto über das Rinderfilet geben.

Korianderpesto

Zuerst die Mandeln kurz im heißen Wasserbad blanchieren, anschließend die Haut abziehen und die Mandeln klein hacken. Walnusskerne und Pinienkerne ebenfalls klein hacken.
Koriander, Knoblauch und Ingwer fein hacken, Zitronensaft, Olivenöl und Chili zugeben und zusammen mit den Mandeln und Kernen mit dem Stabmixer so lange pürieren, bis eine cremige Masse entstanden ist.

Wokgemüse mit Hähnchenfilet

- 120 g Hähnchenfilet
- 1 TL Kokosöl
- Curry, Kurkuma
- die Hälfte des Wokgemüses vom Vortag (siehe Seite 168 unten)

Das Hähnchenfilet in Kokosöl anbraten und mit Curry und Kurkuma würzen. Das Wokgemüse vom Vortag dazugeben, das Fleisch darin garziehen lassen. Sie können beides auch kalt essen.

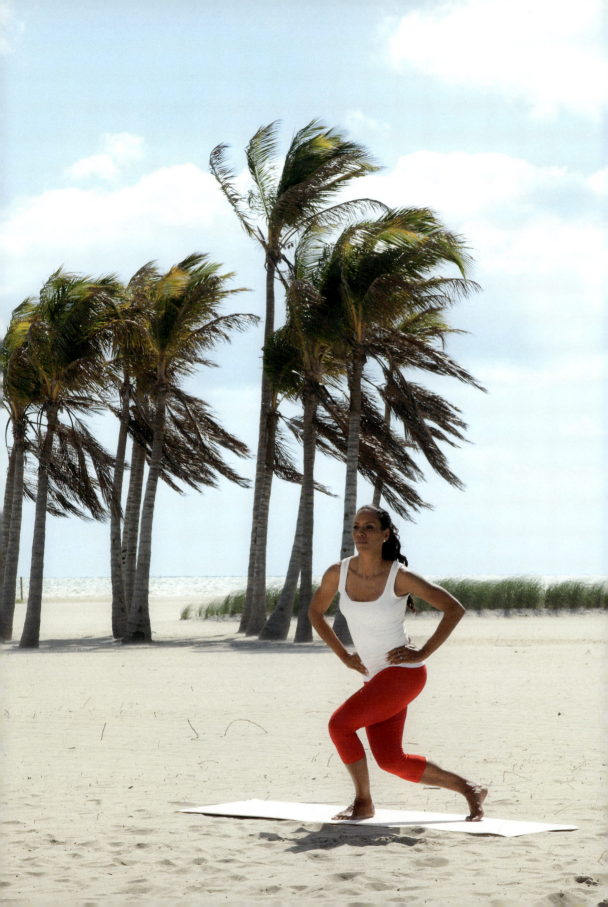

Die Wochenpläne

B.FIT in 30 Tagen
im Überblick

Damit Sie nun mit »B-FIT in 30 Tagen« beginnen können, finden Sie auf den folgenden Seiten für jede der vier Wochen einen übersichtlichen Plan. Diesem Plan entnehmen Sie, was an jedem Tag für Trainingseinheiten anstehen und welche Speisen Sie zu sich nehmen sollen. Die Seitenangaben verweisen auf die Rezepte zu den Gerichten.

Die vier Wochen unterscheiden sich hinsichtlich der Trainingsgestaltung und der Ernährung. In den ersten beiden Wochen trainieren Sie ganz ohne Hilfsmittel, danach werden bei den Kräftigungsübungen Ball und Band eingesetzt. Die Intensität Ihres Trainings steigert sich im Laufe der vier Wochen durch den höheren Schwierigkeitsgrad der Workouts und die längere Trainingsdauer.

Die Mahlzeiten in den vier Wochen variieren zum einen hinsichtlich der Zubereitung der Gerichte: In den ersten beiden Wochen überwiegen die gekochten Speisen, die es dem Stoffwechsel erleichtern, sich an die neue Ernährungsweise zu gewöhnen. Zum anderen unterscheiden sich aber auch die verwendeten Zutaten von Woche zu Woche, sodass Ihr Stoffwechsel auf unterschiedlichste Weise aktiviert wird. In der Abschlusswoche holen Sie durch viel Eiweiß und Salat, aber wenig Kohlenhydrate in Form von Getreide oder Stärke, noch einmal alles aus sich heraus.

»Genießen Sie Ihr vielseitiges und abwechslungsreiches Training und die ebenso gesunden wie wohlschmeckenden Gerichte. So werden Sie nach den 30 Tagen gerne beim B.FIT-Programm bleiben!«

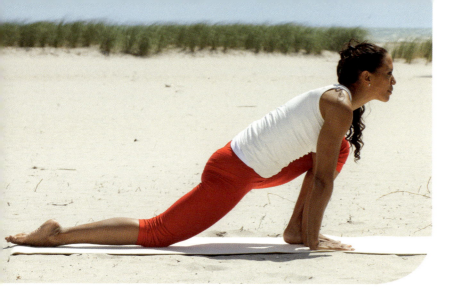

Woche 1

Startklar

Die erste Woche vermittelt Ihrem Körper einen guten Einstieg und macht Sie »startklar« für unser B.FIT-in-30-Tagen-Programm! Sie trainieren alle Muskelgruppen – die großen Muskeln wie Beine und Po sogar mehrfach. Das Ausdauertraining aktiviert Ihren Stoffwechsel zusätzlich. Da Ihnen die ersten drei Tage der Ernährungsumstellung und des Bewegungsprogramms vielleicht nicht ganz so leichtfallen, sind die Sporteinheiten anfänglich noch etwas kürzer.

Die Gerichte sind eiweißreich und unterstützen Sie durch ein lang anhaltendes Sättigungsgefühl. Einigen Gerichten wird ein kleiner Salat vorangestellt, der Ihren Magen füllen und Ihnen ein erstes, leichtes Sättigungsgefühl schenken soll. Suchen Sie sich einfach eines der Salatrezepte auf den Seiten 150–151 aus.

Um Ihren Körper langsam an die Ernährungsumstellung und den verbesserten Fettstoffwechsel zu gewöhnen, ist der Anteil an Kohlenhydraten – in Form von Reis oder Nudeln – möglichst gering. Die meisten Mahlzeiten der ersten Woche sind gekochte und damit gut verdauliche Gerichte. Wir erleichtern Ihnen die Zubereitung der Gerichte durch diese zwei Modelle:

1. Gericht zur Bevorratung
Kochen Sie das Gericht in doppelter Menge, damit haben Sie bereits ein Hauptgericht für den nächsten Tag vorbereitet.

2. Gericht zum Mitnehmen
Dies sind Gerichte, die vorbereitet und zur Arbeit mitgenommen werden können. Sie können sie kalt oder warm und auch unterwegs genießen.

Wochenplan für Woche 1

Woche 1 im Überblick

Tag	Training	Frühstück	Mittagessen	Abendessen
1	Programm 2 (Bauch, Taille, Oberschenkelinnenseiten)	Barbaras Lieblingsporridge (S. 143)	Mango-Avocado-Salat mit Hähnchenbrust (S. 156) ✓	Risotto mit Meeresfrüchten (S. 177), Beilagensalat (S. 150–151)
2	Programm 3 (Po und Bauch)	Mandelpfannkuchen mit Heidelbeeren (S. 144–145)	Glasnudelsalat mit Rindfleisch (S. 153) ✓	Ofengemüse mit Lammfilet (S. 182) ↻
3	40 Minuten Ausdauertraining (niedrige bis mittlere Intensität)	Omelett mit frischen Feigen, Knoblauch und Zimt (S. 146), Barbaras Green Veggie Juice (S. 142)	Chili-Scampi mit Salat vom Ofengemüse (S. 172) ✓	Exotische Linsensuppe (S. 161) ↻
4	Programm 1 (Beine und Po)	Quark mit Beeren (S. 147)	Exotische Linsensuppe vom Vortag (S. 161), Beilagensalat (S. 150–151) ✓	Brokkoli orientalisch mit Rotbarschfilet (S. 171)
5	Programm 2 (Bauch, Taille, Oberschenkelinnenseiten)	Vollkornbrot mit Kräuterquark (S. 145), 5 Karottensticks	Buntes Gemüseomelett mit Forellenfilet (S. 172) ✓	Rinderfilet mit Pilzen und Korianderpesto (S. 185), Beilagensalat (S. 150–151)
6	Programm 1 (Beine und Po) und 30 Minuten Ausdauertraining (mittlere Intensität)	Rührei mit Salbei (S. 147), 3 Stücke Honigmelone	Italienische Gemüsesuppe mit Süßkartoffel (S. 162), Beilagensalat (S. 150–151) ↻	Lachsschnitte mit Meeresalgen und Wildreis (S. 176)
7	Ausruhen!	Mandelpfannkuchen mit Erdbeerkompott, Kokosmilch und Balsamico (S. 144–145)	Großer Salatteller mit Avocado, Ei und Feta-Schafskäse (S. 154)	Italienische Gemüsesuppe mit Süßkartoffel vom Vortag (S. 162)

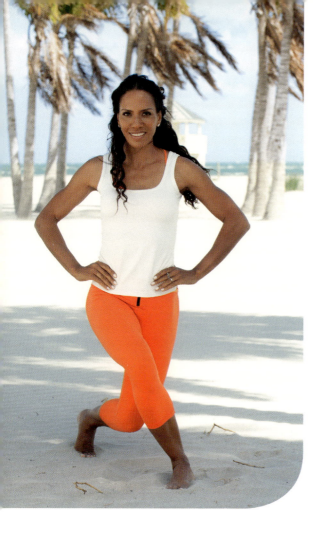

Woche 2

Dranbleiben

In dieser zweiten Woche möchten wir Sie zum Dranbleiben motivieren. An einigen Tagen erhöht sich nun die Intensität Ihres Sportprogramms, und Sie müssen die Trainingseinheiten teilweise auch länger durchhalten.

Ihr Körper hat sich innerhalb der ersten Woche schon sehr gut auf die neue Ernährung eingestellt, mit den Gerichten der zweiten Woche können Sie Ihren Stoffwechsel jetzt noch effektiver ankurbeln. Sie versorgen Ihren Körper mit hochwertigem Eiweiß aus Fisch und Fleisch, mit viel Gemüse und Salat.

Gönnen Sie sich bitte unbedingt auch den vorgesehenen Ruhetag, damit Sie regenerieren und Kraft tanken können. Und wenn Ihnen das Durchhalten einmal besonders schwerfällt, denken Sie stets daran: Dranbleiben, Ihre Anstrengungen werden belohnt!

Wochenplan für Woche 2

Woche 2 im Überblick

Tag	Training	Frühstück	Mittagessen	Abendessen
1	Programm 1 (Beine und Po) und Programm 2 (Bauch, Taille, Oberschenkelinnenseiten)	Buchweizenporridge mit Papaya und Mandeln (S. 144), Barbaras Green Veggie Juice (S. 142)	Asiasuppe mit Rindfleisch (S. 160) ✓	Seehechtfilet in Kokospanade mit Currygemüse (S. 178), Beilagensalat (S. 150–151)
2	Programm 3 (Po und Bauch)	Omelett mit Banane, Zwiebel, Pinienkernen, Erdbeeren und Minze (S. 146), 1 Scheibe frische Ananas	Chicoréesalat mit Avocado (S. 152) ✓	Blattspinat mit Vanille und Scampi (S. 170)
3	50 Minuten Ausdauertraining (Intervall, mittlere bis hohe Intensität)	Mandelpfannkuchen mit Banane und Pistazienkernen (S. 144–145), Barbaras Green Veggie Juice (S. 142)	Blini mit Räucherlachs und Rucola (S. 171) ✓	Hähnchenbrust mit Macadamianusskruste und Karotten-Pastinaken-Gemüse (S. 180)
4	Programm 3 (Bauch und Po) und 30 Minuten Ausdauertraining (leichte Intensität)	Rührei mit Lachs (S. 147–148), 1 kleiner Apfel	Großer Salatteller mit Avocado und Artischocken (S. 154) ✓	Ofengemüse mit Radicchio (S. 167) ↻
5	Programm 2 (Bauch, Taille, Oberschenkelinnenseiten)	Barbaras Lieblingsporridge (S. 143)	Ofengemüse vom Vortag mit Hähnchenstreifen (S. 182), Beilagensalat (S. 150–151) ✓	Lachsfilet mit Brokkoli (S. 176)
6	Programm 1 (Beine und Po) und 40 Minuten Ausdauertraining (mittlere Intensität)	Vollkornbrot mit italienischem Gemüse (S. 149)	Fenchelsuppe (S. 161), Beilagensalat (S. 150–151)	Rührei mit Gemüse und Pilzen (S. 168)
7	Ausruhen!	Buchweizenpfannkuchen mit Erdbeeren (S. 143), Barbaras Green Veggie Juice (S. 142)	Lammfilet mit Paprikagemüse (S. 181), Beilagensalat (S. 150–151)	Klare Fischsuppe (S. 163) ↻

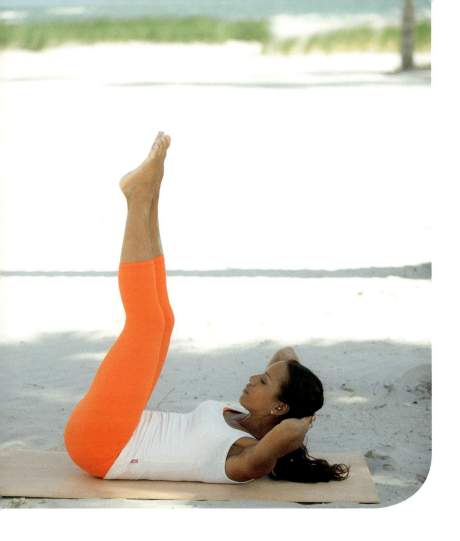

Woche 3

Durchhalten

Das Motto der dritten Woche lautet: Durchhalten. In dieser Woche erhöhen wir noch einmal die Intensität Ihres Sportprogramms. Sie trainieren in einigen Sequenzen mit Ball und Band als Hilfsmitteln, was neue Ansprüche an Ihre Muskulatur stellt. Auch Ihr Ausdauertraining ist intensiver.

Damit Sie dafür genügend Kraft haben, sind die Gerichte und Beilagen in dieser Woche etwas reichhaltiger. Im Fokus steht wieder hochwertiges Eiweiß, dazu gibt es einen größeren Anteil an Gemüse und auch an Beilagen als in der zweiten Woche. So können Sie durch die Ernährung Ihren Fettstoffwechsel weiter anheizen und legen gleichzeitig Kraftreserven an. Machen Sie sich das Motto »Durchhalten« zu Ihrer eigenen Einstellung beim Training!

Wochenplan für Woche 3

Woche 3 im Überblick

Tag	Training	Frühstück	Mittagessen	Abendessen
1	Programm 5 (Beine und Arme mit Band) und Programm 3 (Po und Bauch)	Mandelpfannkuchen mit Granatapfel (S. 144–145), Barbaras Green Veggie Juice (S. 142)	Mangold-Tomaten-Salat (S. 157) ✓	Klare Fischsuppe vom Vortag (S. 163), Wokgemüse (S. 168) ✓ ↻
2	Programm 4 (Bauch und Po mit Ball) und 30 Minuten Ausdauertraining (leichte Intensität)	Rührei mit Pilzen (S. 147–148), 1 Birne	Wokgemüse vom Vortag (S. 168) mit Hähnchenfilet (S. 185) ✓	Kalbsschnitzel mit Rote Bete (S. 181), Beilagensalat (S. 150–151)
3	50 Minuten Ausdauertraining (Intervall, mittlere bis hohe Intensität)	Barbaras Lieblingsporridge (S. 143)	Linsensalat mit Koriander (S. 156) ✓	Chinapfanne mit Seelachs (S. 173), Beilagensalat (S. 150–151)
4	Programm 4 (Bauch und Po mit Ball) und 30 Minuten Ausdauertraining (leichte Intensität)	Süßkartoffel-Tortilla (S. 148), 5 Stücke frische Ananas	Schwarzwurzelsalat mit Avocado (S. 159) ✓	Thunfisch mit Mango-Bananen-Soße und Zucchini (S. 179), Beilagensalat (S. 150–151)
5	Programm 2 (Bauch, Taille, Oberschenkelinnenseiten)	Quark mit Pflaumen und Aprikosen (S. 147), Barbaras Green Veggie Juice (S. 142)	Rote-Bete-Salat mit Süßkartoffel und geräuchertem Saibling (S. 158) ✓	Rinderfilet mit Brokkoli und Pilzen (S. 183), Beilagensalat (S. 150–151)
6	Programm 5 (Beine und Arme mit Band) und 40 Minuten Ausdauertraining (mittlere Intensität)	Vollkornbrot mit Spiegelei und Kräutern (S. 149), 1 kleiner Apfel	Spinat-Zucchini-Suppe (S. 164)	Dorade royale mit Foliengemüse (S. 174)
7	Ausruhen!	Mandelpfannkuchen mit Himbeeren (S. 144–145)	Glasnudelsalat mit Hähnchenbrust (S. 152), Beilagensalat (S. 150–151)	Lachs-Garnelen-Pfanne mit Kurkuma (S. 175)

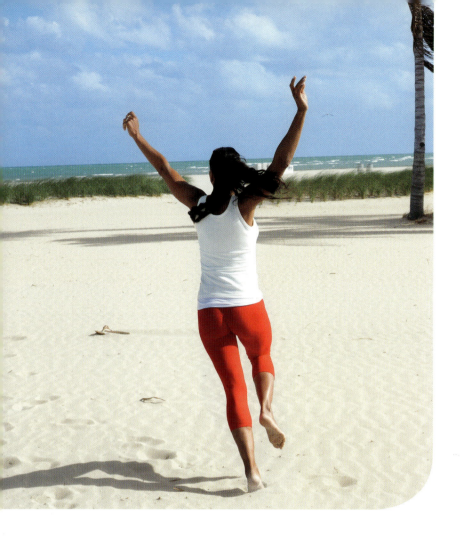

Woche 4

Finale

Geben Sie alles im Finale! Dieser Wochenplan unterstützt Sie dabei. Ihre Ernährung wird noch einmal optimiert, um den Fettabbau zu beschleunigen. Auch Ihr Sportprogramm wird Sie diese Woche noch mehr fordern!

Denken Sie daran, dass Sie jetzt die Möglichkeit haben, alles aus Ihrem Körper herauszuholen und ihn fit zu machen. Für diese Woche haben wir daher verstärkt Nahrungsmittel ausgewählt, die in ihrer Kombination einen positiven Effekt auf den Stoffwechsel Ihres Körpers ausüben. Zum Beispiel die Kombination von Fisch und Knoblauch oder Spinat mit Pinienkernen und auch das Rührei mit Artischocken. Das gibt Ihrem Stoffwechsel den ultimativen Schub für das Finale!

Wochenplan für Woche 4

Woche 4 im Überblick

Tag	Training	Frühstück	Mittagessen	Abendessen
1	Programm 5 (Beine und Arme mit Band) und Programm 4 (Bauch und Po mit Ball)	Omelett mit Gemüse (S. 146), 1 Scheibe frische Ananas und Papaya	Großer Salatteller mit Rindersteak (S. 155) ✓	Mediterraner Fischeintopf (S. 164), Rucolasalat (S. 150–151)
2	Programm 2 (Bauch, Taille, Oberschenkelinnenseiten) und 40 Minuten Ausdauertraining (leichte Intensität)	Mandelpfannkuchen mit Rote Bete und Apfel (S. 144–145), Barbaras Green Veggie Juice (S. 142)	Gebratener Spargel mit Basilikum (S. 166) ✓	Blattspinat mit Vanille und Scampi (S. 170)
3	60 Minuten Ausdauertraining (Intervall, mittlere bis hohe Intensität)	Rührei mit Pilzen (S. 147–148) 1 kleiner Apfel	Großer Salatteller mit Räucherlachs (S. 155) ✓	Wokgemüse mit Tofu (S. 169)
4	Programm 4 (Bauch und Po mit Ball) und 30 Minuten Ausdauertraining (leichte Intensität)	Mandelpfannkuchen mit Topinambur, Orange und Walnüssen (S. 144–145), Barbaras Green Veggie Juice (S. 142)	Rohkostsalat mit Hokkaidokürbis (S. 157) ✓	Thailändische Hühnchensuppe mit Frühlingszwiebeln (S. 165)
5	Programm 2 (Bauch, Taille, Oberschenkelinnenseiten) und Programm 3 (Bauch und Po)	Barbaras Lieblingsporridge (S. 143)	Sellerie-Avocado-Salat mit Walnüssen (S. 159) ✓	Fischfilet mit Knoblauch und Austernpilzen (S. 175), Beilagensalat (S. 150–151)
6	Programm 5 (Beine und Arme mit Band) und 40 Minuten Ausdauertraining (mittlere Intensität)	Beerenshake (S. 143)	Kürbissuppe mit Seelachs (S. 163)	Rührei mit Artischocken (S. 167), Beilagensalat (S. 150–151)
7	Ausruhen!	Buchweizenporridge mit Sauerkirschen und Cashewkernen (S. 144)	Thunfisch-Tatar (S. 179)	Rinderfilet mit Petersiliensalat (S. 184)

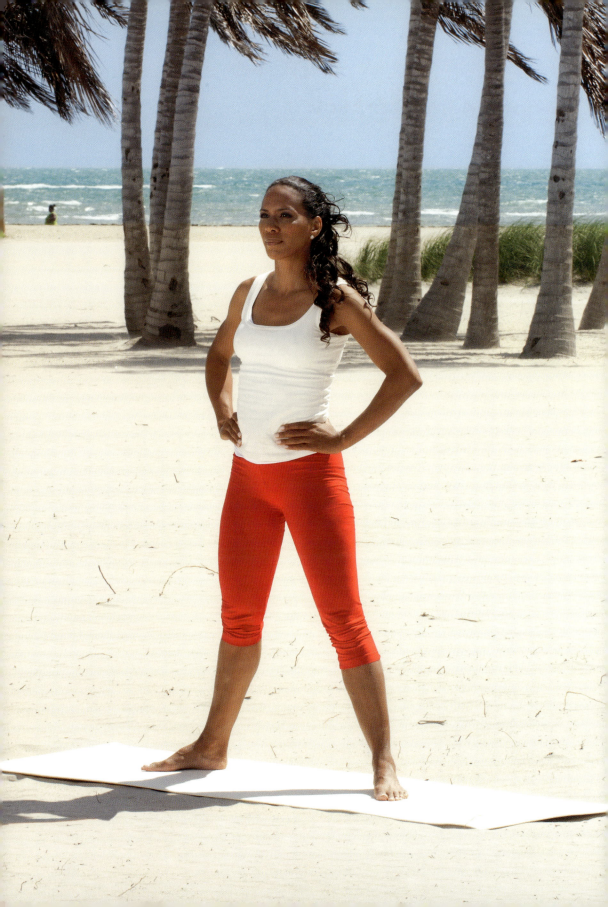

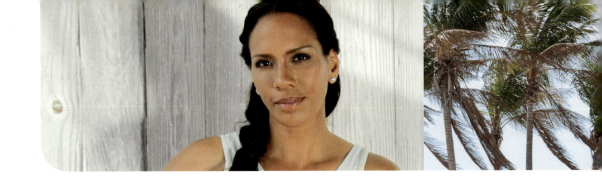

Sie haben es geschafft!

Nachwort von Barbara Becker

»Klagen war gestern. Lächle, sei ganz du selbst und lass die anderen reden. Dann gehört die Zukunft dir.«

Barbara Becker

Die dreißig Tage sind vorbei. Wir haben es geschafft, einen ganzen Monat lang gemeinsame Sache zu machen. Glauben Sie mir: Vielen, die ihr Leben ein bisschen mehr in Bewegung bringen wollen, gelingt es erst gar nicht, einen Anfang dafür zu finden. Obwohl sie spüren, dass sie etwas verändern sollten. Sie allerdings haben es geschafft. Mit mir gemeinsam. Und darauf bin ich sehr stolz.

Sie haben gezeigt, was Sie können. Und ich bin mir sicher, Sie haben auch Freude an den neuen Dingen gehabt: am Mehr an Bewegung und am Ausprobieren fremder Speisen. Davon haben Sie persönlich profitiert, und davon wird auch Ihre ganze Familie etwas haben, da bin ich mir sicher. Sie haben einen Fundus an Wohlfühlwissen erworben, den Ihnen keiner mehr nehmen kann. Denn egal, wie viel Sie von »B.FIT« auf Dauer in Ihren Alltag integrieren werden, die Grundlage ist geschaffen.

Und noch etwas: Bleiben Sie immer schön entspannt und locker, dann kann Ihnen das Leben kaum etwas anhaben. »B.FIT« hält Sie stark. Sie haben ein neues Selbstbewusstsein bekommen, und das ist schön. Sie können »B.FIT« nun im Alleingang weitermachen. Ich bin aber in Ihrer Nähe, sofern Sie einen Tipp oder auch nur einen Stups brauchen, um nicht aufzugeben.

Mir war es eine Freude, Sie auf meine Fitnessreise mitzunehmen. Bis zum nächsten Mal! Ich bin schon gespannt, was die neue Runde bringen wird ...

Die Autorinnen

Barbara Becker

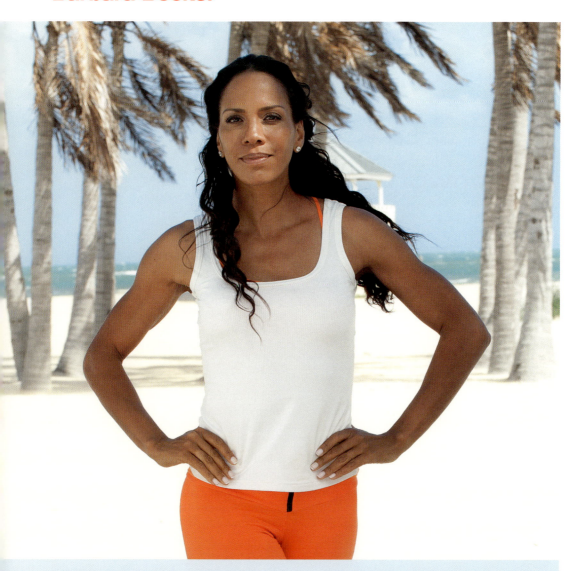

Barbara Becker, die Exfrau von Tennislegende Boris Becker, lebt mit ihren beiden Söhnen in Miami. Fitness und ein gesunder Lebensstil sind ihr sehr wichtig. In den letzten Jahren hat sie zahlreiche DVDs und Bücher zu verschiedenen Fitness-Themen herausgebracht, die alle sehr erfolgreich sind.

Die Autorinnen

Tanja Krodel

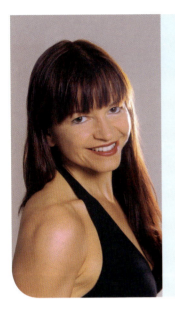

Tanja Krodel ist seit über 20 Jahren im Sportbereich tätig. Sie arbeitet weltweit als Referentin für Weiterbildung, schreibt Fachartikel und -bücher zu Fitness-Themen und bringt als Personal Trainerin ihre Klienten in Topform. Gemeinsam mit Barbara Becker konzipierte sie die DVDs *Mein Pilates Training*, *Pilates + Yoga*, *Mein Pilates Core Training*, *Beweg Dich, Reg Dich* für Kinder sowie die beiden DVDs zu diesem Buch, *B.FIT in 30 Tagen* und *B.FIT mit Ball und Band*.

Tanja Krodel steht für funktionelles, vielseitiges Training und ist immer offen für Neues. Inspiration holt sie sich vor allem auf ihren Reisen in die USA und setzt sie dann gemeinsam mit Barbara Becker in innovative Trainingskonzepte um.

Tanja Krodel lebt in München, verbringt aber viel Zeit im Ausland und ist Mutter zweier Kinder.

www.tanja-krodel.com

Anja Riesenberg

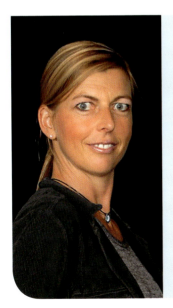

Anja Riesenberg ist seit vielen Jahren in den Bereichen Sport und Ernährung tätig. Ihr Fachwissen basiert auf fundierten Ausbildungen in beiden Fachgebieten. Dabei liegt ihr Schwerpunkt auf dem Zusammenhang von Bewegung und Ernährung und der Anwendung dieses Wissens speziell im Einzelcoaching.

Durch das Training mit Tanja Krodel lernte sie Barbara Becker kennen. Gemeinsam mit Barbara Becker und Tanja Krodel hat sie das B.FIT-Konzept entwickelt, das in diesem Buch erstmalig veröffentlicht wird.

Anja Riesenberg lebt in München und ist Mutter zweier Kinder.

www.kpni-anjariesenberg.com

Bildnachweis

Bilder aus dem Filmmaterial der DVD-Produktion
B.FIT in 30 Tagen – Barbara Becker
© wellbewell GmbH: Seite 51–54, 67–77, 79–95 oben, 97–106

Bilder aus dem Filmmaterial der DVD-Produktion
B.FIT mit Ball und Band – Barbara Becker
© wellbewell GmbH: Seite 57–59, 61–63, 109–119, 121–129

Setfotografien aus der DVD-Produktion
B.FIT in 30 Tagen – Barbara Becker
© wellbewell GmbH, Robert Klemm: Seite 2–3, 5, 8, 9, 10, 11, 13, 15, 18, 21, 22, 23, 24–25, 26, 28, 30, 32, 33, 37, 44, 46, 50, 55, 64, 66, 78, 95, 96, 107, 108, 132, 186, 188, 190, 192, 194, 196, 197 rechts, 198

Setfotografien aus der DVD-Produktion
B.FIT mit Ball und Band – Barbara Becker
© wellbewell GmbH, Julie Berranger: Seite 48, 56, 60, 120, 197 links

Setfotografien aus der DVD-Produktion
Qigong mit Barbara Becker und Master Peng – Barbara Becker
© wellbewell GmbH, Robert Klemm: Seite 20, 45, 47

istockphoto: Seite 16, 19, 35, 39, 41, 42, 133, 134, 137, 138, 142, 143, 144 oben, 145, 147, 148, 149, 150, 151, 152, 154, 155 oben, 156, 157 oben, 158 links, 159, 161, 162, 163, 164 oben, 165, 166, 167, 168, 169, 170 unten, 171, 173, 175, 176, 177, 178, 179, 181, 183

Fotolia: Seite 14, 17, 29, 130, 140, 144 unten, 146, 153, 155 unten, 157 unten, 158 rechts, 160, 164 unten, 166, 170 oben, 172, 174, 180, 184

Mit Spaß und Abwechslung trainieren!
Barbara Beckers B.FIT-Trainingsreihe

Der Erfolg ihrer **DVD B.FIT in 30 Tagen** hat **Barbara Becker** zu diesem Buch inspiriert. Haben wir Sie auch motiviert mit **B.FIT** anzufangen? Dann trainieren Sie einzelne Übungen oder das gesamte Programm gemeinsam mit **Barbara** und **Tanja** und den DVDs aus der **B.FIT-Reihe**! Eine traumhafte Umgebung und die mitreißende Musik sorgen für noch mehr Spaß und Trainingserfolg.

„Unser Komplettprogramm für eine sommerstraffe Figur und ein wunderbares, neues Körpergefühl"

Barbara Becker

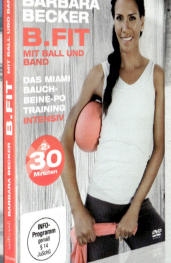

Die Bestseller-DVDs zum Buch!

DVD
B.FIT in 30 Tagen – Das Miami Bauch-Beine-Po-Training
4250148705398

DVD
B.FIT mit Ball und Band – Das Miami Bauch-Beine-Po-Training intensiv
4250148705855

Erhältlich überall dort, wo es DVDs gibt, also auch bei Ihrem Buchhändler.

Weitere Informationen: www.wellbewell.de · www.barbarabecker.tv

Die Personal Trainerin der Stars

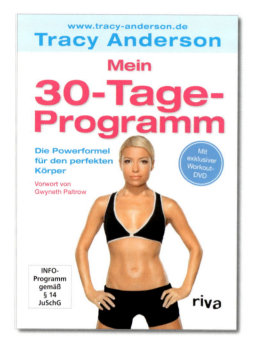

272 Seiten
Preis: 19,99 €
ISBN 978-3-86883-120-7

Tracy Anderson
Mein 30-Tage-Programm
Die Powerformel für den perfekten Körper

Tracy Anderson schafft, wovon die meisten Frauen träumen: Sie verwandelt ihre prominenten Kundinnen in kürzester Zeit in gertenschlanke Laufstegbeautys, lässt einen Babybauch in wenigen Wochen nach der Entbindung verschwinden und hält Musikerinnen über Monate hinweg fit für ihre Tourneeauftritte. In ihrem 30-Tage-Programm veröffentlicht Tracy erstmals das gesammelte Wissen aus zehn Jahren Personal Training mit den weiblichen Topstars der Welt. Ihre Workouts sind auf Frauen ausgerichtet, denn sie trainieren bewusst die kleinen Muskeln und Muskelgruppen, um dem Körper ein schlankeres, zierliches Erscheinungsbild zu verleihen – und keine muskelbetonte, athletische Statur. Mit dem begleitenden Ernährungsplan gelingt es leicht, überflüssiges Körperfett zu verlieren und in Form zu kommen. Wer 30 Tage durchhält, wird begeistert sein!

Schritt für Schritt zum perfekten Body

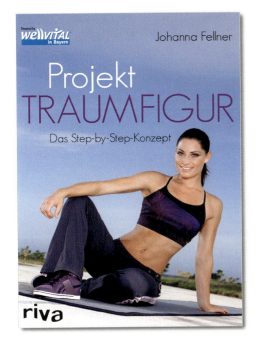

272 Seiten
Preis: 19,99 €
ISBN 978-3-86883-127-6

Johanna Fellner
Projekt Traumfigur
Das Step-by-Step-Konzept

Wenn sich die Magazine wieder mal mit Fitnesslügen übertrumpfen, schütteln Experten wie Johanna Fellner nur den Kopf.. »Viel zu kurzfristig gedacht!«

Zuerst einmal muss man sich klarmachen, was wirklich zählt: nämlich Wohlbefinden und Zufriedenheit mit dem eigenen Körper. Schönheit kommt ja bekanntlich von innen, und wer gut aussehen will, muss sich auch gut fühlen. Hungerkuren oder Bikini-Bootcamps bewirken allerdings genau das Gegenteil. Die bekannte Fitnesstrainerin und -autorin Johanna Fellner bietet eine echte Langzeitlösung. Sie weist jeder Frau den Weg in ein gesünderes, schlankeres, fitteres und glücklicheres Leben: Schritt für Schritt und ohne falsche Versprechen. Sie präsentiert vier verschiedene Workouts und eine Menge toller Übungen, die sich ganz einfach im eigenen Wohnzimmer ausführen lassen. Immer wieder motiviert sie zum Durchhalten und verhilft so zu Lebensfreude, einem völlig neuen Körpergefühl und dem perfekten Body!

So kommen Sie in kürzester Zeit in Topform!

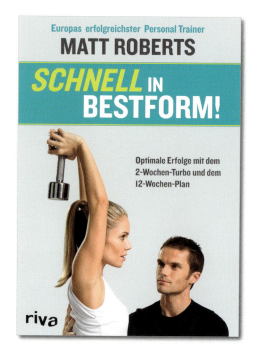

192 Seiten
Preis: 19,99 €
ISBN 978-3-86883-184-9

Matt Roberts
Schnell in Bestform!
Optimale Erfolge mit dem 2-Wochen-Turbo und dem 12-Wochen-Plan

Der berühmte Personal Trainer Matt Roberts hat schon mit vielen Prominenten zusammengearbeitet, wie zum Beispiel Tom Ford oder Naomi Campbell. Sein viel beachtetes zwölfwöchiges Fitness- und Ernährungsprogramm, das sowohl zu Hause als auch im Fitnessstudio durchgeführt werden kann, verändert den Körper radikal: Die Figur wird geformt, überflüssige Pfunde schmelzen und die Fitness verbessert sich enorm. Das Programm garantiert großartige Ergebnisse!

Den Abschluss des Trainingsplans bildet der 2-Wochen-Turbo – ein hocheffizientes Workout, das Figur und Form den letzten Schliff gibt. So kommt man in kürzester Zeit in Topform! Ob es nun darum geht, sich auf einen besonderen Tag vorzubereiten, oder man einfach nur beim nächsten Strandurlaub eine gute Figur machen möchte – Matt bietet das richtige Programm und das nötige Know-how, um jedes Figurziel in möglichst kurzer Zeit zu erreichen.

Gesund essen und schnell abnehmen

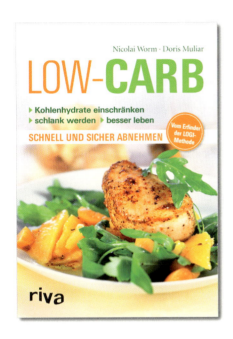

272 Seiten
Preis: 19,99 €
ISBN 978-3-86883-101-6

Nicolai Worm
Doris Muliar

Low Carb
Kohlenhydrate einschränken - schlank werden - besser leben

»Low carb« zu leben, also kohlenhydratarm, ist der Esstrend der Zukunft. Auch in den deutschsprachigen Ländern setzt sich in der Ernährungswissenschaft mehr und mehr die Einsicht durch, dass üppige Mengen Zucker und Stärke die Hauptverantwortung für das weit verbreitete Übergewicht tragen. Inzwischen bieten schon viele Restaurants bewusst kohlenhydratarme Gerichte an, und statt auf »low fat« setzen Millionen Figurbewusste jetzt auf »low carb«.

Der durch seine LOGI-Methode bekannte Ernährungswissenschaftler und Buchautor Nicolai Worm empfiehlt einen Speiseplan auf der Basis von Gemüse, Früchten und Pflanzenölen, dazu Eiweiß in Form von Fleisch, Fisch und Milchprodukten. Reis, Nudeln oder Kartoffeln sind nur als kleine Beilagenportionen erlaubt.

Diese sanfte Low-Carb-Methode ist goldrichtig für alle, die abnehmen oder einfach nur gesünder essen und sich wohlfühlen möchten.

Tanz dich schlank!

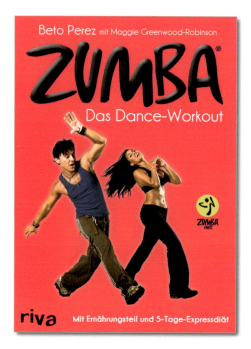

304 Seiten
Preis: 19,99 €
ISBN 978-3-86883-117-7

Beto Perez
ZUMBA
Das Dance-Workout

Zumba – das ist Dance-Fitness zu lateinamerikanisch inspirierter Musik, entwickelt von dem gebürtigen Kolumbianer Beto Perez. Dieses einzigartige Workoutprogramm, das fit hält und beim Abnehmen hilft, hat auf seinem Siegeszug rund um die Welt längst auch die deutschen Fitnessstudios erreicht. Zumba ist nicht nur schweißtreibend und extrem wirkungsvoll, was die Kalorienverbrennung betrifft, sondern macht aufgrund der fröhlich-coolen Musik und der Tanzbewegungen aus Salsa, Merengue und anderen Latin-Styles besonders viel Spaß. Mit seinen ausgewogenen Anteilen aus Aerobic, Kraft- und Intervalltraining formt und strafft es den Körper, lässt überflüssiges Körperfett blitzschnell verschwinden und stärkt Geist sowie Herz. Und dabei fühlt sich das Workout nicht wie ein anstrengendes Training an, sondern eher wie ein sommerlicher Partyspaß. So ist Zumba das ideale Fitnesstraining für alle, die etwas für sich und ihre Figur tun wollen, sich aber nicht an Maschinen oder auf dem Laufband abmühen möchten.

Das Fitnessprogramm für Frauen

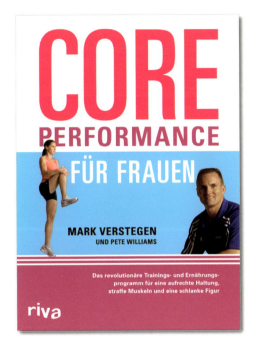

304 Seiten
Preis: 19,90 €
ISBN 978-3-86883-056-9

Mark Verstegen
Core Performance für Frauen

Endlich hat Mark Verstegen sein epochales Trainingskonzept »Core Performance« auf Sportlerinnen zugeschnitten. Das Programm hilft allen Frauen, die richtige innere Einstellung zu entwickeln, um sportlich erfolgreich zu sein, und bietet einen gezielten Ernährungs- und Trainingsplan sowie ein wichtiges Kapitel über die Regeneration. Erfahrungsberichte, ein bebilderter Übungsteil und Trainingspläne runden das Buch ab.

Wenn Sie **Interesse** an **unseren Büchern** haben,

z. B. als Geschenk für Ihre Kundenbindungsprojekte, fordern Sie unsere attraktiven Sonderkonditionen an.

Weitere Informationen erhalten Sie bei unserem Vertriebsteam unter +49 89 651285-154

oder schreiben Sie uns per E-Mail an:

vertrieb@rivaverlag.de

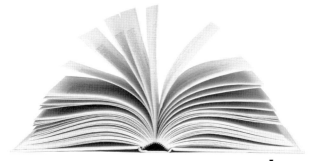